FRAGMENT

DE

PHILOSOPHIE MÉDICALE

SUIVI

D'UNE ÉTUDE

SUR LA SUETTE MILIAIRE

PAR LE DOCTEUR GUILLAUMOT

Médecin de l'Hôpital de Poligny.

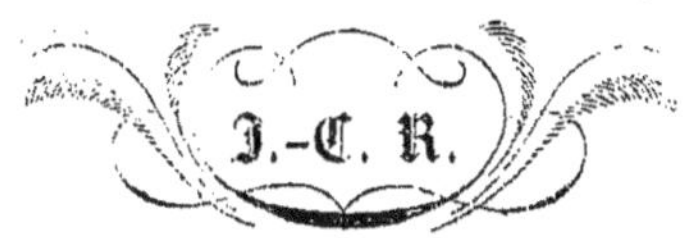

DIJON

J.-E. RABUTOT, IMPRIMEUR-ÉDITEUR

—

1861

FRAGMENT

DE

PHILOSOPHIE MÉDICALE

SUIVI D'UNE

ÉTUDE SUR LA SUETTE MILIAIRE.

FRAGMENT

DE

PHILOSOPHIE MÉDICALE

SUIVI

D'UNE ÉTUDE

SUR LA SUETTE MILIAIRE

PAR LE DOCTEUR GUILLAUMOT

Médecin de l'Hôpital de Poligny.

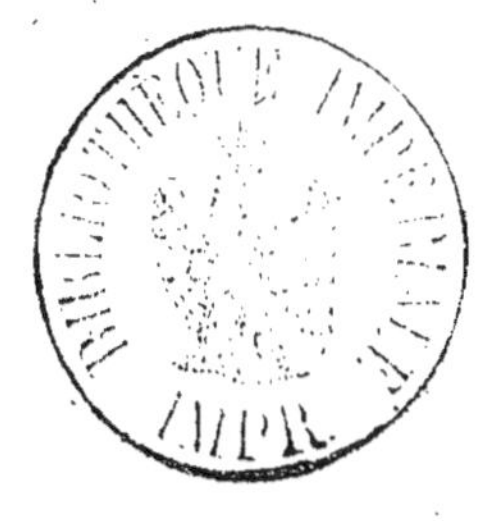

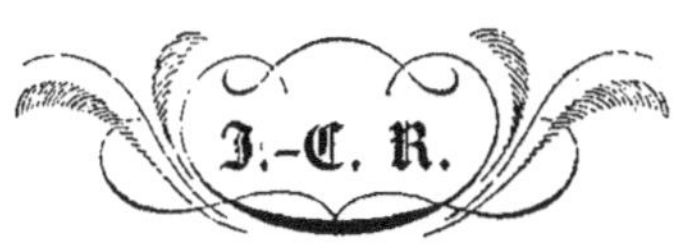

DIJON

J.-E. RABUTOT, IMPRIMEUR-ÉDITEUR

—

1861

PRÉFACE

—

Nous avions déjà écrit une grande partie des pages que l'on va lire lorsqu'a surgi, au sein de l'Académie, sous une excitation en apparence isolée et fortuite, cette grande controverse de philosophie médicale, dont tous les médecins ont suivi avec ardeur toutes les péripéties. En face de tant de choses si bien exprimées par des hommes éminents, nous nous sommes demandé s'il n'y avait pas inutilité et présomption à continuer notre modeste labeur. Voici la réflexion qui nous a décidé à poursuivre :

Le corps médical est mû et travaillé par un besoin irrésistible, celui de se rattacher à des croyances doctrinales, à ce quelque chose qui est plus grand que le savoir puisqu'il en est la vie, selon l'expression d'Hufeland. Or, la vie de ce savoir, il la cherche et la cherchera toujours. Lorsque la controverse sera usée, en quelque sorte, et les esprits fatigués, les hommes se reposeront, mais le besoin vivra dans le médecin comme un attrait puissant ; souvent à l'état latent, comme le feu dans le silex, mais toujours prêt à produire sous son excitant naturel.

FRAGMENT

DE

PHILOSOPHIE MÉDICALE

Moins le médecin saura relier, par un enchaînement
logique, l'idée [1], la notion et le fait; plus il viendra
échouer souvent dans l'ordination des petits soins de
l'infirmerie médicale, le terme dernier et essentiel de
l'application de son art.

CHAPITRE PREMIER.

DES BASES DE LA PHILOSOPHIE MÉDICALE. — DE LA MÉTHODE.

La philosophie médicale est la science qui généralise, c'est-à-dire qui simplifie, ce que l'étude analytique a rassemblé de toutes parts sur l'homme sain et sur l'homme malade, et qui recherche les lois qui

[1] Quoiqu'en philosophie le mot d'*idée* soit complétement réservé pour exprimer toute représentation, dans l'esprit, des choses nécessaires, absolues et non contingentes, en philosophie médicale on est quelquefois obligé d'étendre un peu cette expression, soit pour la facilité du langage, soit pour différentier des notions générales certaines conceptions qui, plus élevées qu'elles, se relient d'une manière directe aux idées premières.

doivent diriger le médecin dans le combat organique que doit subir pendant sa vie l'homme corporel.

A un autre point de vue qui relève de la même idée, ou plutôt qui la complète, on peut dire que la philosophie médicale est la science des rapports qui, en médecine, unissent les faits avec les idées qui les surmontent et les gouvernent.

Dans tous les temps, les médecins qui ont possédé en eux l'intelligence de l'art ont soupiré vers cette grande généralisation qui est réellement l'esprit de vie de la science. Toutes les écoles, même les plus éloignées de ce grand acte, l'ont entrevue et lui ont souri comme à une perfection à venir.

L'homme unitaire, malgré ses deux entités distinctes; l'homme dans son tout, qui réunit en lui ce qu'il y a de plus élevé dans la nature matérielle, et qui contient en germination ce qu'il y a de plus élevé dans la nature spirituelle créée; l'homme est mû par des forces et selon des lois distinctes; forces que relie une harmonie unitaire; don de celui qui contient en lui l'harmonie universelle.

Depuis l'affinité moléculaire, cette grande force unitive qui rassemble la matière, jusqu'à l'amour spirituel, tout est moulé sur le patron de cette grande force d'attraction communiquée.

Si l'homme doit être scindé pour un travail analytique, il ne peut l'être, du moins complétement, pour le travail de généralisation. L'homme physique, brutalement mis à part sous ce seul prétexte qu'il est réellement une entité distincte, serait étudié comme un animal particulier, et la généralisation tomberait à néant devant cette dualité absolue qui serait aussi préjudiciable à l'étude du corps qu'à celle de l'esprit.

L'homme, en médecine, ne peut rien sans la connaissance des faits particuliers, c'est-à-dire sans les faits d'observation expérimentale. Il faut, de toute nécessité, qu'il commence par là ; que son entendement soit largement muni de tous les faits inférieurs ; puis, quand, après avoir suivi la voie commune, il a induit d'un fait à un autre fait, et qu'il se trouve arrêté là où commence l'impuissance des inductions particulières, il doit prendre en méditation les grandes lois de l'homme psychologique en acte d'opérer sa destinée véritable ; et, déduisant par l'intelligence de la doctrine générale jusqu'à la rencontre des grands faits particuliers induits, il peut, parfois, arriver logiquement à un point de jonction où se trouvent quelques éclairements pour la doctrine particulière de la science et de l'art qu'il poursuit. Il ne trouve pas, bien entendu, les causes élevées de toutes les choses qui l'excitent ; mais il peut trouver cependant les causes de grandes séries de faits, et en formuler des lois assez générales pour lui suffire dans sa marche scientifique.

En science humaine, surtout dans la science médicale, la plus grandiose après celle de Dieu et celle de l'âme, l'*induction* et la *déduction* sont deux sœurs qui, chacune, prennent une main de l'homme et l'amènent au but, mais à la condition, toutefois, qu'il y ait un *consensus* parfait entre ces deux guides, dont chacun devient insuffisant par le fait même de son isolement. Le médecin n'est pas un grand praticien parce qu'il

connaît un très grand nombre de faits particuliers,
mais parce qu'il sait les relier à des lois qui, sous leur
mathématique spéciale, laissent se ranger sous elles
une quantité de phénomènes dont la discordance n'est
qu'apparente.

La généralisation d'une science ne s'obtient pas
uniquement, même en admettant le secours du génie,
par ces conceptions grandes, mais isolées, qui ne se
relient qu'à une partie des notions et des faits qui leur
sont afférents, mais bien par ce rapport exact qu'un
esprit vigoureux et juste sait établir entre tous les
faits, toutes les notions et toutes les idées, entre ce
qui est inductif et déductif. Un anneau brisé dans la
chaîne de ces rapports scientifiques, et le fait, la notion et l'idée meurent ou s'affaiblissent pour ne pas
s'être prêté leur lumière mutuelle.

Le moyen d'arriver à construire tous ces rapports
s'appelle *la méthode,* qui est le ministre intelligent et
actif de la philosophie médicale, mais qui n'est pas
elle, comme on a voulu le dire. Ce qui a grandi la
méthode au point de la faire regarder comme la reine
de la science généralisatrice, c'est qu'elle en est le
compagnon fidèle et indispensable; qu'elle constitue
cette logique d'assemblage qui relie les faits, les notions et les idées sous le commandement de la doctrine générale.

La méthode est intimement liée aux principes in-
tellectuels qui la surmontent, c'est-à-dire à la doctrine supérieure de toutes choses; puis à la doctrine
particulière, dont elle se fait un moyen.

Celui qui suppose à une science particulière la pos-

sibilité d'un isolement complet avec les vérités principes qui dominent l'être, celui-là devient forcément
l'esclave d'une méthode instable; parce que toute
science, quelle qu'elle soit, ayant des traits d'union
avec la nature supérieure de l'homme, qui, au point
de vue humain, a pour expression scientifique la psychologie saine; s'il veut rompre avec cette chaîne, il
tombe dans l'exclusivisme des faits sans pouvoir arriver par l'induction pure; ou il devient éclectique,
c'est-à-dire sans trait d'union entre les idées, les
grandes notions et les faits eux-mêmes; ou, dans ses
aspirations qui le poussent à rechercher les principes,
il en adopte, parfois, de faux, parce qu'il ne se rend
pas suffisamment compte de l'objectivité supérieure.

Combien la méthode a-t-elle eu d'échecs en psychologie par le vice que nous signalons, par une fausse
relativité entre l'objectif et le subjectif, et par une
fausse conception de l'unité?

En science médicale, l'objectif c'est la nature organique, l'organisme, mais avec tous ses liens conservés
avec la nature supérieure de l'être. Cet objectif, étudié
par l'esprit, y passe à l'état de conception et s'y sub-
jectivise. Mais si cette conception manquait de ses
rapports supérieurs et inférieurs, l'intelligence ne
posséderait que des fragments épars qui, mal réunis
en faisceaux scientifiques, deviendraient souvent dangereux dans l'application de l'art.

Cet objectif, c'est la *nature*, comme l'appelait Hippocrate. Entité matérielle unie à la spiritualité, elle
reçoit de partout, d'en haut et d'en bas : lui ôter ses
traits d'union, en médecine comme ailleurs, c'est ne

pas la comprendre. Voilà pourquoi Hippocrate était philosophe, et de la plus grande philosophie de son temps, celle de Platon ; et cependant il ne négligeait pas les faits, à preuve la succussion qui porte son nom et sa grande science clinique. Il eût jeté des lauriers sur la tombe de Laënnec, si Laënnec eût été son contemporain : voilà pourquoi il a été grand. Dans ses ouvrages, où il parle si souvent des faits, il tend toujours aux grandes notions avec cet esprit généralisateur, sans lequel il eût eu moins de grandeur dans son génie et moins de succès dans ses recherches cliniques.

Si la médecine généralisatrice était moins exigeante, sous le rapport des faits et sur leur valeur intrinsèque, que la médecine empirique, éclectique, etc., elle serait en défaut, parce qu'en médecine les notions et les idées ne se conçoivent pas sans eux, l'objectif étant tout organique ; mais l'étude des faits dans tous leurs rapports, loin de leur enlever leur valeur intrinsèque, ne fait que les agrandir et les consolider. En agissant ainsi, c'est être plus exigeant : voilà tout. L'étude médicale spéculative n'est vicieuse que dans ses fausses appréciations, ou lorsqu'elle fait trop bon marché de sa base inférieure, qui est fondamentale.

La philosophie médicale, pour ne pas faire fausse route, doit s'appuyer à la fois sur trois côtés principaux : 1° sur la psychologie expérimentale, — intellectuelle et affective, — et sur la psychologie transcendante ; science unique par le fait, dans laquelle elle doit puiser des idées et des observations, — mais rien de plus, — pour l'étude des influences psycho-physiologiques; 2° sur la physiologie qui est sa base comme la psychologie est son couronnement; 3° sur la pathologie clinique et sa thérapeutique, présentant le tableau de tous les faits morbides acquis depuis le commencement de l'art. La faculté ouvrière de ce genre de travail généralisateur, c'est la raison avec ses composantes qui, armée d'en haut pour ne pas dérailler, a tout son labeur à faire en bas sur l'ensemble des fonctions du corps qu'elle doit réunir et grouper pour en mieux discerner la vie; et sur ses perturbations, pour les classer et en extraire le plus possible les causalités, afin d'être mieux en état de les guérir.

Dans cet appel aux sciences qui sont elles-mêmes parties intégrantes de la médecine, il faut comprendre, bien entendu, toutes les sciences dites accessoires, pour cette raison toute naturelle que la physiologie étant la science de l'homme corporel, et ce dernier étant un grand résumé perfectionné de tout ce qui lui est inférieur, ces diverses sciences apportent toutes, chacune dans leur mesure, leur contingent à la science qui est au-dessus d'elles.

Ce qui fait et fera toujours la difficulté de la médecine, c'est sa complexité qui touche à tout. Obligée de prendre dans l'analyse et dans la synthèse de chaque science pour se faire ensuite une analyse et une synthèse spéciales, elle rencontre parfois pour obstacle jusqu'à la supériorité des hommes et des sciences qui se rapportent à son œuvre. Métaphysicien, physiologiste ou chimiste, le médecin ne comprend pas toujours qu'il doit sacrifier, non les vérités qu'il connaît, mais ses inclinations particulières et exclusives pour rester *philosophe vrai,* c'est-à-dire celui qui cherche la *sagesse* de toutes ces choses. Le grand danger pour le philosophe médical, c'est de s'absorber dans une science essentielle. Quelque talent qu'il apporte dans cette absorption intellectuelle, il prête le flanc à toutes les critiques. Vous faites, lui disent les uns, trop bon marché de la vie cérébrale, de la sociologie. Vous faites trop bon marché, lui disent les autres, des principes métaphysiques, de la psycho-physiologie. Puis viennent les anatomo-physiologistes, les physico-chimistes : Et ces adversaires ont tous un peu raison, parce que la médecine est tout cela réuni. On lui dit encore : Vous dédaignez trop l'analyse, vous arrivez trop vite à la synthèse, vous induisez trop ou vous ne déduisez jamais d'en haut, vous ne savez pas ce que vaut la statistique. — Puis, le grand cri qui sort de toutes les bouches : Vous manquez de méthode.

Dans la méthode il y a deux choses : le mécanisme et l'esprit. Le mécanisme est utile. presque nécessaire; mais l'esprit seul est indispensable.

La première étape du médecin qui cherche à apprendre, c'est l'observation des phénomènes de la vie, — saine et altérée : — l'observation analytique.

La seconde consiste à faire passer ses observations à l'état de conception et de savoir, en élevant, comme dit Hufeland, ses connaissances empirico-historiques à une plus haute puissance d'existence dans l'esprit. Il faut qu'il les fasse revivre par la réflexion, sous une forme moins phénoménale, quoique tous les phénomènes observés puissent, à un moment donné, y retrouver leur place et leur valeur intrinsèque. Ce sont, à proprement parler, les notions générales.

La troisième étape consiste à rattacher toutes ces notions à la *vie une et harmonique,* qui est son *criterium* physiologico-pathologique. Or, cette troisième opération est l'écoulement direct de la doctrine, dont la méthode n'est que l'instrument.

Nous reviendrons sur ce sujet en parlant de la doctrine, à laquelle nous consacrerons un chapitre séparé.

CHAPITRE II.

Toutes les fois que l'on s'occupe de philosophie médicale, on trouve forcément sur sa route l'étude des forces et celle d'autres questions qui la surmontent et qui en découlent ; ou, en d'autres termes, l'étude des forces physiologiques dans leurs rapports supérieurs et inférieurs.

La première partie étant remplie d'hypothèses, on doit la parcourir brièvement, avec le plus de simplicité et de bon sens possible, en cherchant un point de vue logique, tout à la fois, pour l'étude des influences psycho-physiologiques, pour la physiologie et toutes les perturbations de l'organisme.

La première question, parce qu'elle est la supérieure de cet ordre, est la suivante : Dieu a-t-il voulu qu'il sortît de l'âme une vertu qui animât le corps et devint force corporelle ; ou bien, a-t-il voulu que le corps, entité matérielle distincte, fût doué de forces spéciales appliquées à son organisme ?

Or, la première théorie, celle de l'*animisme*, n'a certainement rien d'absurde, et elle peut s'étayer de plusieurs raisons qui ne manquent pas de beauté; mais elle est moins rationnelle que la théorie rivale qui ne laisse, à celui qui l'adopte, aucun cachet matérialiste. Cette dernière a pour elle un immense appui logique; c'est que tout ce qui est dans l'âme nous est connu expérimentalement comme conscient et libre, tandis que les forces organiques nous sont expérimentalement démontrées comme inconscientes et aveugles; double signe distinctif de la physiologie et de la psychologie [1].

Mais s'il ne sort pas de l'âme une force nécessaire pour animer le corps, cependant, lorsque l'homme vit dans l'ordre, il en sort à titre d'idées, de pensées, de commandements, et surtout de sentiments, des excitations efficaces qui, à mesure que l'homme ascensionne dans la vie, agrandissent et perfectionnent sa vie corporelle en la faisant sortir de l'animalité pure.

On lit dans la *Somme* de saint Thomas la belle phrase suivante : « Dans toute la hiérarchie des na-« tures subordonnées on trouve que pour la perfec-« tion de chaque terme inférieur il faut deux choses : « l'une qui dépend de sa vie propre, l'autre que lui « ajoute la vie du terme supérieur, etc. » (2^a, 2^{ae}, q. 11, art. 3.)

Appliquons cette pensée génératrice à la loi d'harmonie des êtres :

---

[1] Il est une pierre d'achoppement contre laquelle on devrait bien ne pas toujours se briser, à savoir : la nature du lien établi entre une puissance immatérielle et une puissance matérielle. C'est là une parcelle de ce que l'on doit appeler la raison des choses, *rationem operum Dei*.

La matière brute, qui par elle-même est tout ce qu'il y a de plus inférieur, n'est-elle pas soutenue et édifiée par les forces physico-chimiques suivant des lois mathématiques? Le végétal, qui contient la nature inorganique avec ses lois, n'a-t-il pas, en plus, une espèce de sensibilité rudimentaire, une vie supérieure qui perfectionne la vie abrupte de ses éléments constituants? L'animal se développe dans cette série de progression croissante, et il perfectionne sa vie physico-chimique par sa vie physiologique, qui recevrait probablement un certain perfectionnement de la vie de l'âme elle-même; comme dans une sphère plus élevée, pour continuer une comparaison bien connue en psychologie religieuse, la raison naturelle qui vit de sa vie propre est perfectionnée par la vie surnaturelle qui produit la foi, laquelle n'est elle-même qu'un rudiment de la vision de Dieu.

Il y a un aperçu d'Hufeland qui n'est pas sans quelque rapport avec la grande conception thomiste : « La nature organique, dit-il, n'est qu'une élévation « des choses à une plus haute puissance d'existence. » — Or, cette plus haute puissance d'existence est produite, sous plusieurs progressions croissantes, par les forces supérieures qui perfectionnent tous les termes inférieurs du *microcosme humain,* lequel est une synthèse liée à tout sous des modes divers.

Ainsi que nous l'apprend l'expérience physiologique et psychologique, l'âme sent, en effet, dans son corps; elle a, en outre, sa sensibilité propre : et entre ces deux sensibilités si fortement embrassées, si fortement unies qu'il n'est pas toujours facile de faire bien

exacte la part de chacune d'elles dans un acte connexe,
il y a un lien inconnu, mais réel. C'est par le sentir,
généralisé dans l'homme sous des intensités et des
modes divers, que l'homme tout entier se touche de
partout et correspond de haut en bas et de bas en haut.
Si nous ne parlons pas de l'âme pensant et voulant,
c'est que, dans ces actes psychologiques, le retentissement est indirect et avec moins de tressaillement sur
la sensibilité organique. Du reste, si le corps vient à
tressaillir sous l'influence d'une idée, — c'est-à-dire
ce qu'il y a de plus haut, intellectuellement, dans
l'homme pensant, — c'est que cette idée porte ou
éveille toujours un sentiment, quelque vague qu'il soit;
comme il n'y a pas de sentiment qui ne porte avec lui
son accompagnement intellectuel.

L'expansion de l'âme, qui est sa loi et son bien-
être, a son écoulement dans la vie physiologique dont
l'expansion est également le bien-être et la loi. Sauf
la dureté actuelle et momentanée de certains commandements de l'âme, l'ensemble des actes et des sentiments psychiques bien ordonnés concourent, pour
une part trop peu appréciée, à l'agrandissement et à
la reconfortation de la vie physiologique.

Si nous n'étions resserré par le cadre de ce travail,
il nous serait facile de démontrer comment, de la vie
psychologique libre et mal ordonnée, émanent une
foule de causes perturbatrices qui, en entretenant
dans la vie physiologique un état de concentration ou
d'expansion trop tumultueuse, l'étouffent ou la tuent.

L'étude des influences psycho-physiologiques fournit, du reste, des résultats bien différents en raison du

point de vue philosophique et du point de vue expérimental d'après lesquels elle est instituée. Elle subit
forcément l'instabilité de l'idée et les variantes de l'expérimentation inférieure. Sa bonne solution découle
de l'exactitude de leurs rapports.

Sans s'arrêter, en définitive, à l'origine causale et
à la nature ontologique des forces physiologiques,
il suffit, pour le médecin, qu'il constate des forces et
qu'il sache, d'autre part, que ces forces sont tellement appliquées à l'organisme qu'elles ne font qu'un
avec lui pour qu'il puisse aller plus loin.

Quelle est la nature des rapports ou du conflit entre
les forces physiologiques et les forces inférieures, les
forces physico-chimiques?

De même que l'intelligence et la volonté s'approprient les forces du corps pour se constituer un moyen
de relation et d'expression, de même les forces physiologiques, attributs potentiels de la vie, s'approprient les forces physico-chimiques pour arriver à la
plénitude des fonctions corporelles. Le corps humain,
étant une synthèse matérielle, possède, comme tous
les autres agrégats similaires formés d'éléments séparés, un ensemble de propriétés physiques et chimiques qui sont, pour ainsi dire, le mécanisme inférieur
de la vie. Seulement, ce sont des propriétés en puissance qui ne peuvent entrer en acte que sous le commandement des forces physiologiques auxquelles elles
sont unies, non immédiatement, mais médiatement,
par l'intermédiaire de tissus, d'organes, de fluides qui
sont eux-mêmes tributaires de la vie et des lois physiques proprement dites. On pourrait dire véritable-

ment qu'en ces organes s'accomplit l'union de la nature vivante et de la nature morte, comme dans une hiérarchie plus élevée le mariage du corps et de l'âme constitue, sous une dualité réelle, l'unité de la nature humaine.

Tel nous paraît être le point de vue auquel tout observateur devrait se placer pour juger une question que l'on pourrait raccourcir en ces termes : Dans quel sens faut-il comprendre les phénomènes physico-chimiques qui s'accomplissent dans l'organisme?

Pourquoi contester à la vie que l'on veut bien admettre, à la vie qui est quelque chose d'actif, une force ou des forces propres, une force vitale, par conséquent, que l'on n'admet pas, force inconnue dans son essence comme toutes les forces naturelles, mais appréciable par ses effets dynamiques; les effets d'une force étant, pour l'esprit humain, l'argument unique, mais rigoureux, sur lequel il puisse s'appuyer pour l'admettre elle-même; force non destructive, mais seulement dominatrice et assimilatrice des forces physico-chimiques qu'elle enrichit et agrandit en les faisant servir au jeu des fonctions vitales.

Voici, à notre avis, comment l'on doit entendre l'unité et la pluralité des forces de la vie : la vie physique est une dans son acte complet et synthétique, mais elle est multiple dans les puissances qui concourent à l'accomplissement de cet acte. De même que l'homme psychologique ne fait un acte complet qu'à l'aide de toutes ses puissances intellectuelles, affectives et volontaires, et qu'il se constitue ainsi dans la vie de l'âme qui est l'amour raisonnable, dans la liberté; de même l'homme physiologique ne se constitue dans l'exercice complet de la vie organico-animale que par l'union coordonnée de ses puissances agissant synergiquement dans l'unité. Voilà comment il faut comprendre la vie, une comme principe et comme acte, malgré la pluralité des puissances qui agissent d'une manière distincte, comme dans tout être composé, c'est-à-dire tout être créé.

Une des plus grandes lois qui soutiennent la vie des êtres organisés est, sans contredit, la loi d'harmonie qui unit entr'elles les forces ainsi que les organes qu'elles animent. L'union la plus élevée de la hiérarchie corporelle, comme nous l'expliquerons plus loin, est continuée par la richesse nerveuse et la richesse sanguine qui vivent et s'exhaussent mutuellement de leur puissance propre. L'antagonisme, quand il survient par l'infériorité de l'une d'elles ou par leur défaut d'harmonie, n'est qu'un déraillement de cette union qui joue un si grand rôle dans la synthèse organique.

Or, ce qui a lieu à la partie supérieure de l'être physiologique a son retentissement à la partie inférieure. Plus les forces supérieures sont puissantes et harmoniques, plus elles créent la richesse avec le concours des forces subalternes. Voilà pourquoi les forces physico-chimiques accomplissent, avec le concours de la vie, des prodiges impossibles au creuset de la chimie ordinaire.

Lorsque les forces physico-chimiques ne sont plus soutenues suffisamment par les forces physiologiques, elles s'appauvrissent tout en changeant de rapport avec ces dernières, vis-à-vis lesquelles elles deviennent plus ou moins dominatrices en laissant surgir dans l'organisme dominé des phénomènes qui ne vont plus à la nature vivante. C'est alors que se réalisent, par le choc des agents harmoniques, certaines altérations de l'être, faute de contre-poids dans l'union des forces principes de l'économie. Une grande partie des altérations du sang, par le fait d'une hématose vicieuse ou par l'effet d'autres agents ; les maladies parasitaires et une multitude d'autres exemples pathologiques viennent à l'appui de cette manière de voir, pour nous démontrer la relativité des forces physico-chimiques avec les forces physiologiques, l'agrandissement et l'affaiblissement des premières par les secondes, etc. C'est par le défaut d'harmonie de ces deux genres de forces que survient plus facilement, dans notre chimie vivante, la tendance à la dissolution et à la fermentiscibilité. C'est même en se plaçant à ce point de vue que l'on peut espérer tirer parti de quelques-unes des conceptions humorales de nos ancêtres.

Dans quels cas les lois de la nature morte, les lois de la pesanteur, de l'hydraulique naturelle, etc., deviennent-elles trop dominatrices de l'organisme? Dans les cas pathologiques où les forces physiologiques sont au-dessous du conflit qu'elles ont à supporter avec les forces physico-chimiques ; ceux, en un mot, où la tonicité des fluides et des tissus, qui relève de la vie, devient impuissante à utiliser les lois de la nature morte; ou plutôt lorsque, les forces vitales s'abaissant, les forces inférieures restent seules, c'est-à-dire im-

puissantes à soutenir la chimie vivante. La désunion
organique, dans la mort et la putréfaction, est le plus
haut terme de ce genre de domination.

Les propriétés physico-chimiques appartenant tout
à la fois aux organes animés et à la nature morte sont
susceptibles d'être mises en jeu directement par les
agents qui relèvent de cette dernière. C'est ce qui rend
l'organisme animal susceptible de tressaillements harmoniques ou désharmoniques par suite d'attouchements externes. C'est par ces intermédiaires, qui font
en quelque sorte partie de lui-même, qu'il se met en
rapport avec les agents de la nature morte. qui peuvent devenir, à tour de rôle, agents physiologiques ou
agents de perturbation.

En résumé, ce sont la richesse et l'harmonie physiologiques qui sont le premier point de départ de la
richesse de la chimie vivante, laquelle peut être abais-
sée par un outrage direct venu d'en bas ou par un
retentissement dynamique. Tout se lie dans l'économie animale, parce que la vie est l'unité sous la
complexité. Renier le concours des sciences physico-
chimiques, c'est arrêter le progrès de la science et de
l'art ; mais les considérer comme la base de la science
physiologique, c'est tuer l'art et la science. Que l'on
refuse d'admettre cette force mystérieuse, qui ne l'est
ni plus ni moins que toutes les forces de la nature
morte, on y pensera toujours malgré soi, en agissant, heureusement toujours, plus ou moins avec elle,
même sans le vouloir ; et par là on utilisera les
grandes découvertes de la physique et de la chimie
modernes.

Les maîtres de l'école physico-chimique nous paraissent s'être laissés prendre à une subtilité bien singulière. En admettant la vie, parce qu'elle n'est pas niable, ils ne veulent pas entre elle et les forces physico-chimiques des forces intermédiaires; et dans un certain sens ils ont raison. Mais nous voudrions bien qu'ils se prissent à considérer ou à combattre sérieusement cette vérité, à savoir que les forces physiologiques ne sont autre chose que les attributs potentiels de la vie elle-même; comme dans une autre hiérarchie les puissances intellectuelles et affectives sont les attributs de l'âme aimante et pensante. La vie physiologique, qui n'a rien de métaphysique, comme ils le disent avec vérité (quoiqu'elle ait avec la métaphysique des rapports d'un certain ordre); la vie physiologique, sans une activité spéciale pour souffler le feu du creuset organique, — qu'on nous passe la figure; — et nous attendons en vain la chaleur animale, l'électricité animale, voire même la capillarité animale, et surtout la sensibilité.

Quant à ceux qui n'admettent dans l'homme que deux choses, l'âme et les forces physico-chimiques, nous leur objecterons qu'ils font bon marché de la loi de gradation répandue dans toute la création qui ne nous donne nulle part l'exemple d'une pareille secousse. Si, comme le dit Hufeland, la vie organique n'est qu'une élévation des choses à une plus haute puissance d'existence, il faut bien admettre que cette plus haute puissance est représentée par des forces supérieures; car puissances et forces correspondent à des choses adéquates.

Quoique l'harmonie soit la base et le soutien de notre organisation, nous n'en constatons pas moins en elle, pour des motifs que nous n'avons pas à apprécier ici, une infirmité caractérisée par une instabilité et un défaut de fixité dans cette harmonie elle-même ; instabilité qui a sa principale racine dans notre faiblesse radicale. *Force de vivre avec impuissance de ne pas mourir* : tels sont les deux degrés extrêmes de l'échelle dynamique corporelle. Le plus haut degré de la force radicale stable est la plus haute expression de santé humaine, comme le plus bas est la mort ou la désunion la plus avancée des organes des forces. L'homme corporel, composé dans sa puissance de vivre, de forces complexes mais unies, qui n'ont font qu'une par l'harmonie, réclame tout à la fois, pour la plus haute manifestation de cette dernière, une unité de cohésion dans ses forces divisées et dans les appareils qui ne font qu'un avec elles, en un mot, une cohésion harmonique générale qui amène l'unité de la vie physique ; cohésion généralisée qui a ses lois et ses hiérarchies, comme la vie psychique et comme l'homme tout entier, l'homme unitaire, a les siennes pour qu'il soit le plus possible dans l'ordre psycho-physiologique. Accuser et constater à chaque pas la force de vivre corporellement, c'est accuser et reconnaître la force de réparer, par un mode quelconque, ce qui vient à infirmer la cohésion vitale. Constater, d'autre part, la décomposition des organes des forces, c'est reconnaître également la vertu limitée de cette force réparatrice.

De cette union instable des forces et des appareils

auxquels elles sont appliquées, résulte nécessairement cette facilité à la dissolution des éléments tangibles, organes des forces. Le sang, ce splendide
élément complexe de la puissance cardiaque, la vivificatrice de toutes les autres, prête, par sa complexité,
à la dissociation, quelle qu'en soit la forme. Le nerf,
cet excitateur de tout l'organisme et du sang qui le
vivifie lui-même, dont la plus grande force est représentée le mieux possible dans le langage par la plus
grande fixité dans la puissance de sentir; le nerf peut
osciller dans sa puissance et devenir instable, au point
de perdre complétement sa vertu excitatrice. La faiblesse, l'exaltation, la déviation, l'altération de l'une
des deux puissances amènent la désharmonie et la faiblesse de l'autre; car ces deux puissances sont sœurs :
leur désunion partielle, c'est la maladie; leur désunion complète, c'est la mort.

Toutes les facultés cognitives de l'homme, appliquées à la détermination de cette harmonie infirmée,
se réparant souvent par sa force de spontanéité dirigée
ou non par l'art : telle est la science et tel est l'art
plus grand que la science, laquelle est contenue dans
l'art, dont elle est un besoin rigoureux, mais dont elle
n'est pas l'égale.

L'homme physiologique, pas plus que l'homme
psychique, ne vivant de lui-même, — loi de tous les
êtres créés, — réclame pour vivre des attouchements
étrangers, harmoniques à ses forces et à ses organes.
Or, sa domination sur les choses inférieures étant
limitée, la magnifique loi de l'ordre hiérarchique psycho-physiologique étant excessivement difficile en lui,

il s'ensuit rigoureusement pour son organisme des attouchements souvent désharmoniques, des modifications qui l'exaltent ou qui ne vont pas au niveau de ses besoins. Les modificateurs qui excitent l'homme corporel étant très considérables, ces modificateurs le trouvant à chaque instant tout autre qu'il doit être, le touchant trop, trop peu ou mal, ou le touchant déjà altéré, jettent le désordre en lui et affaiblissent le *consensus* nécessaire pour l'exercice de la vie physiologique.

RÉSUMÉ.

DE LA VIE.

La vie peut être considérée à deux points de vue : comme puissance *principe* et comme puissance en *acte*.

Soit qu'elle possède une activité propre, dérivant ou non de l'âme; soit qu'elle en reçoive ou non un certain perfectionnement, cette puissance principe se révèle par des forces, sans quoi elle ne serait pas.

Ces forces, qui sont l'écoulement virtuel du principe, sont appliquées à des organes qu'elles animent. Ces organes sont, en quelque sorte, la trame ultra-perfectionnée de toutes les trames inférieures. Ils sont la partie tangible de la synthèse organique. — Les forces et les organes ne se comprennent pas les uns sans les autres. La force est le soutien et l'excitant radical de l'organe, comme l'organe est l'instrument visible de la force. — La puissance est représentée par cette union.

Les organes animés par leurs forces, étant touchés par des agents étrangers, éprouvent des tressaillements divers ; et, en réagissant contre cet attouchement, ils produisent les *actes vitaux*. C'est la vie en acte ou la vie manifestée.

Pour la production de ces actes vitaux, il existe une solidarité intime entre les forces physiologiques et les forces physico-chimiques, entre la vie et la matière, laquelle prête ses lois propres à la vie qui les accepte et les perfectionne.

CHAPITRE III.

DE L'UNION DU SANG ET DU SYSTÈME NERVEUX.

Lorsqu'on étudie les forces organiques au point de
vue de la physiologie pure, on reconnaît que les forces
simples sont au nombre de trois : la *sensibilité,* sensitive et motrice ; la *contractilité,* qui n'appartient
qu'aux muscles ; et la *tonicité,* qui appartient à tous
les organes, musculeux ou non. Mais, au point de vue
où nous nous plaçons, cherchant tout simplement à
éclairer la pathologie avec les lumières de la physiologie, nous sommes moins obligé de localiser les forces
simples aux tissus auxquels elles sont inhérentes, en
nous attachant de préférence à rechercher leur union
et les résultats synthétiques de la vie.

Si donc on cherche à se représenter les grandes
puissances qui ont sous leurs pieds tout le reste de
l'organisme, on voit (comme nous l'avons dit plus
haut) que ces dernières sont : la puissance de sentir ;
la sensibilité, qui excite tout l'homme corporel sous
des modes et des intensités divers ; et la puissance *cardiaque,* qui est le résumé potentiel de tous les éléments régénérateurs des organes, lesquels, en nour-

rissant et vivifiant ceux-ci, permettent l'exercice de la force qui les excite et qui les meut.

Laquelle de ces deux forces est la première, laquelle commence la vie? Il serait certainement très intéressant pour le physiologiste d'arriver à la solution de cette question d'embryogénie qui ne doit pas nous occuper ici.

Tout ce que l'on peut dire, c'est que la puissance nerveuse est essentiellement simple, — quoiqu'elle soit sensitive et motrice, — tandis que la puissance sanguine ou cardiaque est une force complexe, composée, mais qui, grandie par toutes les forces particulières et les richesses multiples qui se condensent en elle comme en un grand foyer, devient, même à titre de puissance seconde, cette puissance connexe avec laquelle la puissance nerveuse est appelée à s'unir et à compter pour organiser et faire la vie. — « *Anima carnis in sanguine est :* » La vie de la chair est dans le sang, nous dit le Lévitique; et quoiqu'il serait peut-être impossible pour l'intelligence humaine d'extraire de ces paroles tout leur sens rigoureux, elles nous paraîtraient répondre principalement à cette interprétation physiologique, à savoir que le flot cardiaque, ce résumé complet de la sanguification et de toutes les assimilations organiques, mis en jeu par la contractilité et soutenu par la tonicité, chargé très probablement d'autre part d'une sensibilité rudimentaire, devient par là même cette richesse centrale et vivificatrice qui personnifie la vie de la chair.

Mais, pourquoi la vie est-elle dans le sang, si ce n'est que le sang est imprégné lui-même de sensibilité; non de cette sensibilité qui constitue le *sentir clairement perçu*, mais de cette sensibilité viscérale, latente, obscure, qui suffit à la vie organique, à cette vie qui porte l'homme organique sans que l'homme la discerne vivante? Le grand baiser de la vie, pour nous servir de l'expression d'un grand écrivain, se donne très probablement dans le sang où tout s'accomplit.

Voici ce qu'on lit dans Bichat (*Anatomie générale*, page 29) :

« Ce serait avoir une idée bien inexacte du mé-
« lange avec le sang des substances étrangères venues
« par la voie des intestins, de la peau ou des pou-
« mons, pour concourir à l'hématose, que de le com-
« parer au mélange des fluides inertes et à nos com-
« binaisons chimiques. Le sang jouit, pour ainsi dire,
« des rudiments de la sensibilité organique. Suivant
« que la vie dont il jouit le met plus ou moins en
« rapport avec les fluides qui y pénètrent, il est plus
« ou moins disposé à se combiner à eux et à les pé-
« nétrer de cette vie qui l'anime. Quelquefois il re-
« pousse, pour ainsi dire, longtemps les substances
« qui lui sont hétérogènes. Je suis persuadé qu'un
« grand nombre de phénomènes que nous éprouvons
« après le repos, après ceux surtout où des aliments
« âcres, des boissons spiritueuses, ont été pris en
« abondance, dérivent en partie du trouble général
« qu'éprouve le sang quand sa vitalité commence à se
« communiquer à ces substances étrangères, de l'es-
« pèce de lutte qui s'établit, pour ainsi dire, dans les
« vaisseaux entre le fluide vivant et celui qui ne l'est
« pas. Aussi voyons-nous tous les solides se crisper,

« se soulever, pour ainsi dire, contre un excitant qui
« est nouveau pour eux, etc. »

Nous voyons contre cette opinion se dresser bien
des objections, et des objections qui partent de haut.
Dans son admirable ouvrage sur *la Vie et l'Intelligence,* M. Flourens, après avoir bien établi la locali-
sation de la sensibilité et de la contractilité, a le soin
d'ajouter et de prouver qu'il n'est pas possible d'admettre ce qu'avait l'air d'admettre Bichat, une sensibilité organique insensible, et que, d'autre part, dans
le nerf seul réside la sensibilité. Or, M. Flourens a
parfaitement raison, en ce sens qu'il n'y a que le nerf
qui soit sensible, comme il n'y a que le muscle qui
soit contractile. Mais, quoique les vaisseaux et les nerfs
soient inextricablement unis dans l'intimité d'un organe, les dernières ramifications nerveuses ne le pénètrent pas en tous points, et cependant chaque point
de cet organe est sensible, plus ou moins ; de telle
sorte que certains physiologistes, à tort ou à raison,
ont supposé que l'innervation se faisait alors à petite
distance, suivant une action analogue à celle du fluide
électrique : hypothèse qui, par le fait, n'a rien d'absurde. Du reste, sous le rapport de la distribution
anatomique, les vaisseaux capillaires se trouvent être
aussi facilement innervés que tout autre tissu.

M. Flourens ajoute encore, ce qui est vrai, que la
sensibilité est une, et qu'il n'y a de différence que
dans le degré ou dans la dose, expression employée
par Bichat et lui.

Or, dans l'article que nous avons cité plus haut,
Bichat ne revendique pour le sang qu'une sensibilité

rudimentaire, dont il a été impossible jusqu'à aujourd'hui de constater mathématiquement l'existence, mais sans qu'on puisse le moins du monde prouver qu'elle n'existe pas. On pourrait même invoquer bien des faits physiologiques et physiologico-pathologiques à l'appui de notre opinion. La fièvre, étudiée à cet égard comme point de contrôle, pourrait fournir quelques enseignements. Certains tissus, insensibles à l'état normal, le sont énormément à l'état pathologique, à preuve encore les belles expériences de M. Flourens sur les tendons, les ligaments, etc., lesquels ne peuvent devenir sensibles que parce qu'ils possèdent, non une sensibilité insensible, mais bien une sensibilité rudimentaire, vu que la sensibilité ne peut se créer de toutes pièces là où le nerf n'existe pas, ou du moins son irradiation, quelqu'en soit le mécanisme. Pourquoi le sang ne serait-il pas dans le même cas? N'est-il pas cette chair coulante qui doit rénover les organes? La sensibilité, dit Burdach, dépend de la circulation, — c'est-à-dire du sang, — comme la circulation de la sensibilité. Nous ne sentons pas, à l'état de santé parfaite, notre chaleur viscérale, et elle nous brûle lorsque nous avons la fièvre. Ces deux exaltations connexes, — celles de la sensibilité et du sang, — sont-elles alors sans influence active sur la contractilité du muscle cardiaque? Cela est peu probable. C'est bien là alors que se réuniraient, comme en un foyer qui se dissémine et rayonne au loin, toutes les puissances et les richesses de l'organisme. *Anima carnis in sanguine est.* C'est une très belle chose, en physiologie, d'ana-

lyser les forces et les propriétés; car une bonne synthèse suppose rigoureusement une bonne analyse;
mais cette synthèse, il ne faut pas manquer de la re-
construire dans son esprit pour bien apprécier la vie.
C'est ce que les grands praticiens de toutes les épo-
ques ont compris, même avec de grandes lacunes
physiologiques. Si notre opinion est juste, nous ver-
rons plus loin le grand parti que l'on peut en tirer
en thérapeutique.

Au reste, ce qui doit consoler le physiologiste et
surtout le médecin, c'est qu'une seule chose lui suffit : la manifestation harmonique et consensuelle des
forces nervoso-cardiaques pour faire une unité, la vie.
Chercher à surprendre le principe animateur pour y
adjoindre la chose animée, ce serait répéter analo-
giquement le labeur inutile de celui qui voudrait surprendre le mécanisme plus élevé du mariage du corps
et de l'âme. Il est impossible de rien affirmer et de
rien préciser dans la primauté de ces deux puissances
corporelles, qui ont toutes deux, chacune dans leur
genre, leur mode d'initiative et de noblesse distinctive.

Quand on voudra progresser sainement dans l'é-
tude de la véritable physiologie pathologique, on
devra étudier les grands rapports de la sensibilité et
de la puissance cardiaque, bien apprécier ce mariage
physiologique, et établir sous ses diverses faces les
relativités d'attouchement qui s'exercent dans cette
union, pour en bien saisir la relativité dans les effets.

Quoique ces deux puissances soient unies pour vivre
dans un embrassement mystérieux, néanmoins elles
ont toutes deux leurs excitants directs. L'effet phy-

siologique et pathologique ne se produit qu'après coup. Le système nerveux mal touché et sidéré directement meurt en faisant mourir la grande puissance qui le faisait vivre lui-même. Le sang altéré et empoisonné frappe de désordre et tue celui qui lui communiquait l'excitation et le mouvement. Seulement, si la force cardiaque n'a pas cédé, rien n'est perdu : la peur ne peut tuer l'homme que parce qu'en définitive elle tue le cœur et le sang qui en jaillit. C'est bien le système nerveux qui est sidéré le premier, mais c'est le cœur qui est l'*ultimum moriens*.

L'union intime de ces deux grandes puissances domine toute la pathologie, comme elle domine toute la physiologie. D'elles émanent tous les grands drames pathologiques. Toute la vie de nutrition, y comprise l'hématose, qui n'est autre chose qu'une nutrition spéciale ; toute cette vie, disons-nous, vient aboutir, par un système de rénovation et de reconstitution, à féconder, à reconstituer la richesse cardiaque, qui dépense et s'épure d'autre part. Le système nerveux vit lui-même de cette grande richesse à laquelle il répartit en retour une richesse qui lui est propre : richesse radicale et indispensable comme celle de sa puissance connexe, mais qui comme elle n'a de valeur que par union. Il y a longtemps que le praticien, qui est un artiste, porte dans son esprit l'idée de cette harmonie aux mille nuances sur lesquelles il a moulé, comme sur un patron, les flexibilités de son art ; art multiple et unitaire comme la science dont il est le fruit éclos, et comme la vie dont ils sont tous deux les auxiliaires et les soutiens indirects.

On pourrait dire véritablement que, semblable à ces grands aspects de la nature que l'œil de l'homme ne voit plus assez, parce qu'il les voit tous les jours, le spectacle de cette grande conjonction a un peu perdu de sa grandeur et de sa beauté. Et les vérités déductives qui doivent s'écouler de cette grande idée possédée, mais trop oubliée par tous ; ces vérités déductives, au lieu d'être écoulées par une pente naturelle et logique, n'ont apparu que disséminées, noyées en quelque sorte dans l'isolement des esprits et des systèmes.

Sanguis moderator nervorum, avait dit, il y a plus de deux mille ans, Hippocrate qui connaissait cependant bien peu de choses en physiologie relativement à nos connaissances actuelles ; idée qui a apporté au praticien un bien plus grand soutien que bien des systèmes réunis, parce qu'elle est une des faces de la vérité dans cette grande question de l'union *nervoso-cardiaque*. Toute la force de la vie physique, son plus haut degré de stabilité, reposent à la fois dans la puissance de ces deux forces et celle des organes auxquels ces forces sont appliquées ; et, d'autre part, dans la perfection qui les relie et les fait communiquer entre elles. La théorie des déviations nerveuses et des déviations sanguines, — ces deux grands écarts si souvent connexes de la vie physiologique, — est fondée, non pas complétement, mais en grande partie sur les altérations d'union entre les deux richesses principes de l'économie. Non pas que chacune d'elles, avec la multiplicité d'organes qui lui correspond, ne doive être fragmentée pour laisser découvrir par une étude parcellaire le lieu où est né, ou le lieu où a paru l'orage. Mais pour refaire convenablement la chaîne des grands désordres, il faut toujours s'appuyer sur cette grande chaîne physiologique.

On a, à notre avis, vu trop de grands aboutissants dans la vie physiologique ; et cette multiplicité de centres, précisément parce qu'ils ne sont que des centres partiels et fragmentés, ont fait apparaître au coup d'œil du praticien une légion de commandements, sans qu'il pût toujours démêler celui auquel il devait obéir.

Cette grande obligation physiologique, pour que la vie se fasse, de l'embrassement intime de ces deux grandes forces, a un immense revers pathologique. La force nerveuse a ses excitants directs ; la force cardiaque a les siens ; mais de même qu'elles vivent par leurs dons réciproques, de même elles s'altèrent et meurent l'une par l'autre : la sidération de l'une par en haut réduit à l'inertie le sang qui circulait dans toute sa vigueur. L'empoisonnement du sang stupéfie ou surexalte la force nerveuse qui s'éteint faute de puissance de réaction, ou pour avoir dépassé celle qui, radicalement, lui avait été départie. Presque toutes les grandes tempêtes organiques doivent, en fin de compte, toujours se décider en bien ou en mal dans une lutte, où combattent en commun ces deux forces organiques dont les synergies ou les défaillances constituent la victoire ou la défaite.

Il semble régner dans quelques esprits cette opinion que la force nerveuse et la force sanguine sont quelquefois antagonistes. Or, c'est mal voir les cho-

ses. Toutes les forces naturelles convergent ensemble.
Seulement, la puissance limitée dont elles sont pour-
vues en face de modificateurs désharmoniques à la
tonicité de leurs organes, — solides ou humoraux, —
est la cause réelle du désordre. C'est d'une manière
indirecte que la modification en quantité et en qualité de l'une des deux forces laisse dérailler l'autre.
C'est parce que l'une devient impuissante à bien aider
l'autre que celle-ci, non pas toujours, mais souvent,
fait des écarts. Le système nerveux bien touché par
ses stimulants directs, stimulants partis de l'âme ou
de la nature physique, rend cet attouchement au flot
cardiaque qui le baigne et qui le nourrit. Le sang,
dans toute sa vigueur plastique, en possession de tous
ses éléments de chimie vivante, nourrit à son tour
avec force et avec calme le système nerveux. De l'immense difficulté pour l'homme physique à être touché
de partout avec cette perfection qui va à tous les organes et à leurs forces, résultent par contre-coup
cette multitude d'altérations bénignes ou graves du
sang, ces fermentations furieuses et malignes, ou
d'autre part éphémères, de ce liquide admirable dont
la sensibilité, qui est la reproduction de celle du système nerveux, est d'une délicatesse qui ne supporte
aucune offense sans production d'un malaise correspondant. *Sanguis moderator nervorum,* le sang est le
modérateur des nerfs, absolument comme il est son
excitateur, son stupéfiant. Si nous ne craignions d'a-
buser de l'analogie psychique, nous dirions que de
même que dans l'âme nous voyons l'intelligence
prêter son flambeau aux puissances affectives et à la

volonté ; de même que nous voyons la défaillance de la lumière intelligentielle infirmer la volonté et la faiblesse de la volonté obscurcir la lumière : ainsi, nous voyons la même chose se produire entre les deux grandes puissances virtuelles de l'organisme physique. L'antagonisme, dans les deux cas, n'est qu'apparent et n'existe qu'à la surface. Le besoin d'harmonie est au fond, et la mort ne vient que du besoin obligé de vivre ensemble.

Cette manière de considérer la question capitale de l'union des deux grandes puissances-mères de l'économie porte avec elle un résultat considérable. L'intelligence de la vie, cette espèce d'union harmonique des deux puissances vitales contre le mal, c'est-à-dire la nocuité dominatrice des modificateurs désharmoniques ; cette intelligence ne pourra être saine qu'avec la justesse acceptée de l'idée que nous venons d'énoncer. La tendance réparatrice, la force de vivre, si l'on veut, ne pourra être aidée par le praticien vraiment artiste que quand elle sera bien conçue dans son acte d'évolution normale.

Loin de nous, cependant, cette manière de voir absolue par laquelle l'une des deux forces ne pourrait être infirmée directement et seule à la fois. La sensibilité surtout est certainement dans ce cas : elle peut être offensée pendant un certain temps sous un mode spécial, sans que la perturbation sanguine s'en suive rigoureusement, du moins d'une manière appréciable ; phénomène qui, pour le dire en passant, s'explique par ce fait, que la force de fixité ou de stabilité nerveuse n'a pas été assez dépassée pour que le retentissement se produise dans l'union ; mais dans les grands actes physiologiques et surtout pathologiques, si la chose est possible, elle est certainement fort rare. Les deux forces se commandent trop l'une et l'autre dans leurs organes pour que, dans la règle, il en soit autrement. Voilà pourquoi, sauf les cas où la perturbation nerveuse, en raison de sa faible intensité ou de sa durée très limitée, est tolérée par le reste de l'organisme, la perturbation cardiaque ne manque pas d'avoir lieu, ouvrant ainsi la porte aux altérations tangibles des tissus, à la lésion proprement dite. Les déviations nerveuses pures peuvent malgré leur énergie rester un certain temps sans nocuité communiquée ; mais, par leur durée, elles finissent toujours par ébranler l'organisme : l'épilepsie, l'hystérie continuées sont dans ce cas.

En un mot, la solidarité étroite qui existe entre les nerfs et le sang n'infirme cependant pas la spontanéité spéciale qui appartient à chacune des deux forces munies de leurs organes. Ce sont, en fait, deux richesses bien séparées. Il est excessivement peu de sujets où l'une ne soit pas, d'une manière congéniale ou acquise, supérieure ou inférieure à l'autre en puissance ; ce qui constitue ni plus ni moins qu'une désharmonie, c'est-à-dire une faiblesse qui devient souvent dans la vie un brandon de discorde.

Ce que l'on appelle généralement équilibre des puissances nerveuses et sanguines, du sang et des nerfs, n'est autre chose, selon nous, que l'union la plus stable possible entre ces deux forces douées d'une puissance égale, chacune dans leur genre. La mobilité nerveuse trop exaltée est le produit d'un équilibre instable, si toutefois on peut associer ces deux mots qui jurent d'être ensemble.

Le meilleur moyen de se créer une appréciation exacte de l'union intime des deux forces et de leur équilibre, c'est d'étudier, dans la longue série pathologique, la multiplicité de leur discordance.

1° Elles peuvent être discordantes quant à leur parité potentielle primitive; c'est-à-dire lorsque l'une d'elles est constituée inférieure ou supérieure, dans sa virtualité primitive, par rapport à l'autre.

2° Elles peuvent être discordantes lorsque, touchées séparément par un agent désharmonique, elles se trouvent, par une diminution notable de leur quantité potentielle, constituées l'une ou l'autre dans un état, une disposition, une qualité, qui ne sont plus en harmonie parfaite avec la manière d'être actuelle de la force qu'elles doivent s'unir pour le jeu régulier de la vie. L'étude du pouls, dans la fièvre et les diverses maladies, nous fournit de nombreux exemples de cette désharmonie.

La sensibilité mise en acte est le résultat de l'attouchement harmonique ou désharmonique du système nerveux, organe de la force, laquelle est la propriété du sentir qui est appliquée aux nerfs comme puissance dynamique.

Dans un sujet bien constitué, pour que cette sensibilité soit régulière et dans toute sa force, il faut plusieurs conditions : 1° Il faut qu'une puissance dissemblable, mais connexe, vienne en aide; que les éléments matériels et dynamiques de cette puissance, qui

est la puissance *cardiaque,* se trouvent eux-mêmes
dans une virtualité suffisante.

2° Il faut que la puissance de sentir, généralisée
dans l'organisme sous divers modes et diverses intensités, y soit représentée partout harmoniquement,
sans distraction anormale; que la part qui est faite à
la vie organique et à la vie de relation soit ce qu'elle
doit être. Une forte charpente musculaire et une forte
construction des appareils organiques, qui ne sont
elles-mêmes que le produit d'une forte sensibilité
stable bien servie par la puissance sanguine : ces deux
avantages, en partie primitifs, en partie acquis, peuvent s'affaiblir par le non-appel régulier, dans tout
l'organisme, de l'une des deux forces; et de là une
somme de sensibilité mal organisée.

Si la puissance cardiaque existe suffisamment forte,
mais avec une distribution inégale de sensibilité, il
peut en résulter, — dans la limite des influences corporelles, — ces prédominances connues : prédominance de la vie nutritive, intellectuelle, passionnelle.

Si la puissance cardiaque est elle-même en défaut,
avec une fâcheuse distribution nerveuse, constituée
par les habitudes et le temps, il résulte deux vices
graves : obligation d'une certaine partie de l'arbre
nerveux de sentir trop sur un point, d'une part; et,
d'autre part, impuissance de la force de sentir et de
son organe pour résister aux attouchements désharmoniques trop vigoureux relativement à des puissances
affaiblies. C'est de cette régularisation et de cette sus-
tentation des forces nerveuses et cardiaques que l'hygiène bien entendue tirera toujours ses avantages. Or,

si elle a une certaine puissance dans la main de ceux qui peuvent l'appliquer scientifiquement, elle rencontre, d'autre part, dans notre vie sociale, des écueils si considérables, — dans les personnes autant que dans les choses, — que toutes les connaissances théoriques et pratiques tombent parfois à néant devant cet obstacle dont nous ne voyons guère la disparition possible dans notre civilisation actuelle. La direction morale n'y existant souvent qu'à la surface, l'hygiène morale manquant dès lors par son fonds, l'hygiène physique qui a une partie d'elle-même enchaînée à cette dernière ne voit se réaliser, en fait de réforme, que ce qui est purement superficiel. L'hygiène de l'hématose, celle de la muscularisation et l'hygiène morale manquent souvent, par défaut d'association, en tout ou en partie. Nous l'avons déjà dit, on ne peut couper l'homme en deux.

CHAPITRE IV.

Pour arriver à être artiste médical véritable, c'est-à-dire praticien, et on ne peut le devenir sans être philosophe médical, c'est-à-dire généralisateur, il faut absolument, dans la multitude variée des chocs désharmoniques imprimés à l'organisme, savoir discerner par l'esprit, bien aidé par les sens d'une éducation parfaite, l'acte et le réacte qui s'accomplissent au sein de l'économie. Il faut apprécier ce qu'étaient les forces, nous disons aussi leurs organes, avant l'attouchement; ce qui s'est accompli par la défense et ce qui peut s'accomplir encore; déterminer, à l'aide des faits accomplis, la quotité et la qualité de l'agent désharmonique, de manière à arriver d'abord au classement; descendre graduellement jusqu'à la variété personnelle; en un mot, pouvoir conclure du conflit à la cause, et de là aux moyens de faire triompher l'organisme.

Les mêmes forces qui, dans l'état physiologique, sont employées à fournir à l'organisme en travail tout ce qui lui est nécessaire pour continuer la vie; ces mêmes forces continuent leur acte suivant les mêmes lois pour sauver, dans une certaine mesure, ce même organisme perturbé de l'offense destructive qu'il a subie. Il n'y a point pour l'état physiologique et pour l'état pathologique de lois rigoureusement différentes. Seulement, le changement d'état de l'organisme et par suite ses conditions de *réceptivité,* ayant pour résultat logique une différence dans le mode d'action des modificateurs, ont une fort grande importance en thérapeutique, — question excessivement large que nous nous réservons de traiter dans un article séparé. — Les nombreuses variantes dans les conditions du conflit engagé entre les forces de l'organisme et le même agent délétère nous donnent, dans certains cas, la raison de la variété du facies phénoménique sous lequel nous apparaît l'état pathologique; état pathologique qui, pour le dire en passant (complétement d'accord avec la saine appréciation de M. le docteur Pidoux), n'est pas une entité nouvelle implantée et juxtaposée dans l'être virtuel, mais qui n'est autre chose que le même être altéré tendant, suivant les lois conservées de ses forces encore subsistantes, à corriger son altération acquise et à reprendre l'état premier dans lequel il a été saisi à faux par des agents antagonistes à sa nature, à ses organes et à leurs forces.

Lorsque l'organisme sain est saisi brusquement par des agents franchement délétères, ou plus ou moins lentement sous des modes divers par des agents moins antagonistes, mais à action continue, il arrive plus ou moins promptement un moment où, dominé d'une manière actuelle, il sent se diminuer en lui sa force d'expansion, cette grande loi de la vie physique et de la vie psychique. Une période de concentration, ce moment de souffrance où la vie se retire, se produit en lui dans une mesure proportionnelle à la domination exercée et à sa force de résistance vitale. Le *summum* de cet acte, c'est le frisson initial de toutes les perturbations organico-vitales; frisson initial qui n'est pas le commencement mathématique de l'action opposée à la vie, mais qui se trouve devenir l'apogée du prélude d'un désordre en voie d'exaltation et un appel immédiat à la répression.

Depuis le frisson initial du coryza un peu intense jusqu'à la stupéfaction profonde des centres nerveux produite par la commotion des gros projectiles lancés par les bouches à feu, il y a des nuances considérables; depuis la syncope de l'hémorrhagie cérébrale et le frisson de l'hémorrhagie utérine grave jusqu'à la simple horripilation des perturbations simples, il y a des degrés de concentration qui ne s'estiment que par une mathématique spéciale où les chiffres n'ont rien à faire; non parce qu'ils sont trop exacts, mais parce qu'ils le sont trop peu pour représenter toutes les nuances de l'appréciation intellectuelle opérant sur une résultante classique et non sur des choses concrètes et rigoureusement fixes dans des moments mal déterminés.

Deux scènes se déroulent alors aux yeux du praticien, celles de concentration et de l'expansion de retour; toutes deux portant un enseignement clinique considérable, et dont l'appréciation bien faite par les praticiens de tous les temps a suffi pour les faire nommer les maîtres de l'art, tandis que tout le reste, sans ce grand tact, n'a fait que des savants, mais jamais des praticiens utiles.

C'est en face de ces données organico-vitales que le médecin se pose ces grands problèmes divers : étant donnés les prédispositions du sujet, ses conditions de réceptivité spéciales, l'acte et le réacte qui se passent en lui, discerner, sinon l'agent ou les agents qui ont agi, au moins leur catégorie, leur essentialité la mieux déterminée; ou bien étant connus l'acte des agents délétères, l'acte et le réacte de l'organisme, soupçonner ses prédispositions et combiner le traitement et la prognose.

C'est par l'appréciation exacte du désordre dans l'union nervoso-cardiaque que l'on suit le mieux possible ces deux grandes scènes de la vie physiologique. Ce sont elles qui par leur lumière éclairent le mieux ce qui, d'autre part, est circonscrit et local dans l'économie perturbée.

Ce que les forces de l'organisme exécutent à l'état physiologique par la réaction, elles l'exécutent par le moyen de la fièvre à l'état morbide. Dans le premier état, la réaction est l'acte naturel qui relie la vie de réceptivité à la vie d'expansion, la vie d'assimilation à la vie d'élimination pour que la rénovation soit complète. Dans le second, la fièvre est pareillement un acte d'élimination, d'épuration et de décharge qui répète et continue la vie sous la forme plus ou moins accentuée d'un désordre partiel, qui n'est tel que par son mode et non par son principe.

Considérée à un autre point de vue, la fièvre est un symptôme ou un signe, parce qu'elle est, dans les deux cas, la voix de l'organisme offensé ou altéré. Signe varié de l'irritabilité — prise dans son sens pathologique — elle ne marche qu'avec cette dernière, qu'elle soit nerveuse, cardiaque ou nervoso-cardiaque. Parfois cette voix est muette, ou ne peut tout dire dans son langage dont les accents, dans presque tous les cas, ne trompent jamais, ou ne nous trompent que parce que nous ne les comprenons pas bien. Ce sont ceux du pouls, ainsi que l'expression consensuelle, ou non, de la chaleur vitale.

Mais si, dans l'ordre pathologique, la fièvre est l'acte parallèle de la réaction dans l'ordre physiologique, on conçoit parfaitement, *a priori* d'une part, et d'autre part avec l'aide de l'observation et de l'expérience, que, s'il existe souvent une nuance insensible entre une réaction forte et une fièvre légère, il se rencontre également des réactions morbides tellement désordonnées, tellement bruyantes, qu'elles aient, pour un grand nombre, fait envisager d'un œil très différent cet acte d'évolution morbide. Bien plus souvent qu'on ne le pense, parce que le désordre est latent, les actes de réaction sont déjà entachés de nombreuses imperfections, qui, parfois, ont tôt ou tard leur nocuité sensible.

Avec tous ses actes secondaires d'élimination et de décharge, l'expansion morbide, tenant souvent de la révolution par la forme, ne peut être exempte de nombreux tiraillements et de nombreux périls. Mais la poussée physiologique, qui tend à la vie, subsiste sous la poussée morbide, qui n'en est que le masque déformé sous l'impulsion de la souffrance; et le résultat de cet acte est une crise, κρίσις, un jugement. La crise complète est la décharge, pour l'organisme, de tout ce que ce dernier n'avait pu s'assimiler par manque de puissance dominatrice. Et quand nous disons assimiler, nous ne voulons pas parler seulement de substance tangible et d'agent matériel délétère. Il faut prendre l'assimilation dans son sens le plus large et le plus vrai. Une impression morale agit par retentissement sur le système nerveux qui fléchit faute de résistance; un spasme viscéral se produit, c'est-à-dire un changement d'état du système nerveux ganglionnaire. Le malade est guéri par une décharge sur le réseau cutané périphérique. Il n'y a là, évidemment, aucune élimination matérielle d'un agent délétère spécial; mais il y a une reprise de l'action physiologique un instant suspendue. C'est parce que l'on a fait trop bon marché de ces actes successifs si vrais que l'on n'a pas su, depuis le commencement de ce siècle, suivre toujours l'enchaînement logique des actes de la vie aux actes qui s'exécutent dans la maladie, et de ceux-ci à la vie normale de retour. On s'est appesanti sur la lésion une fois produite, cette altération de l'homme impuissant dans une certaine mesure, et on a souvent méconnu les liens excessivement serrés qui unissent cette dernière à la vie d'expansion.

Prenons un exemple :

Un sujet est pris des prodrômes de grippe intense, — cette rheumatose catarrhale fébrile. — Si, par des

soins bien administrés, le frisson initial est conjuré et
remplacé par une diaphorèse douce, lente, universelle, selon l'expression de Stoll, celle qui se rapproche le plus de la réaction physiologique, les dou-
leurs contusives, — symptôme caractéristique, — et
les autres accidents primitifs vont, en général du
moins, céder promptement. Le système nerveux cutané perdra son éréthisme survenu dans la réaction ;
le pouls deviendra mou et souple ; les urines dépose-
ront leur sédiment critique, etc. : tout marchera d'ensemble, et la grippe ne laissera après elle que le besoin de précautions pour éviter une rechute.

Que par des soins mal dirigés ou par le fait de
l'éréthisme nerveux cutané le malade ne puisse arriver à la sudation simplement diaphorétique, et il
pourra marcher à la pneumonie grippique, l'une des
variétés importantes du genre pneumonique par le
caractère de la lésion, et surtout pour la spécialité du
traitement. La lésion, car il y en aura une bien dé-
montrée par l'auscultation, sera le produit d'une réaction vicieuse mal aidée par la nature ou par l'art.

Voilà pourquoi les individus à fibre irritable, chez
lesquels la peau, dans toutes les maladies, offre à la
main de l'observateur cette chaleur sèche et mordicante, si défavorable à une solution pacifique ; voilà
pourquoi ces individus rencontrent parfois des accidents sérieux et même mortels là où un malade dont
les puissances sont plus en harmonie ne rencontre
qu'une indisposition. C'est là, en grande partie, ce
qui constitue la gravité de l'affection grippique chez
les personnes faibles et chez les vieillards dont les

organes pectoraux subissent le contre-coup secondé,
il est vrai, par des altérations ou des perturbations
antérieures.

Dans toute production de lésion il y a toujours un
vice de résistance, d'assimilation ou de réaction ; ce
qui, en fin de compte, part toujours du même principe. Depuis l'ustion, où l'organisme est dominé bru
talement par défaut de résistance, jusqu'à la simpl
perturbation physiologique où il se trouve lésé pou1
n'avoir pas réagi à temps avec ordre et d'une manièr
suffisante, il existe toujours un rapport entre la lo
vitale et la lésion. La crise et la nature médicatrice n
sont pas des non-sens ; et entre ces deux écueils, s
passer de leurs notions ou de celles afférentes à la lé
sion, nous ne savons où se trouverait le plus granc
inconvénient. Il n'est pas étonnant que, scientifique
ment d'abord, les médecins aient été souvent dissi
dents : l'un se noyait dans l'observation de la loi phy
siologico-pathologique, la réaction critique et tout c
qui la concerne ; l'autre, tout en la reconnaissant plu
en secret qu'au grand jour, ne voulait considérer qu
l'organe envahi. Ils avaient tous deux raison ; mai
surtout ils avaient tous deux tort, et cela uniquemen
parce qu'ils ne savaient pas relier les lois de la vie au
effets morbides. Voilà pourquoi les systématiques s
battront toujours à outrance, tandis que les philo
sophes vrais n'auront jamais entre eux que des dis
sidences de détail.

Il y a des lésions directes, — lésions brutales,
et des lésions indirectes produites à la suite d'effort
de réaction et d'assimilation mal accomplies. Mais

pour la correction, la régénération de ces lésions une fois produites, il faut que l'organisme tout entier rentre en acte, et que toutes ses forces concourent d'ensemble à l'œuvre réparatrice. L'organisme peut ne pas être atteint en entier dans l'offense, mais il est toujours intéressé en plus ou en moins dans l'acte médicateur. La force et la qualité de la vie individuelle se réflètent sur la lésion; et de ce grand rapport naît pour cette dernière un *facies* particulier; *facies* double dans l'étude analytique, mais un dans l'ensemble, dont l'appréciation exacte a une très grande importance en thérapeutique. Du reste, l'influence évidente d'une lésion locale sur tout l'organisme est une preuve de plus en faveur de cette simultanéité d'action entre la partie et le tout physiologique.

De même que l'étude des grandes lois de l'organisme, privée de celle des fonctions et des lois de tissus, de même que cette étude mènerait à de grandes erreurs physiologiques, parce qu'elle ne mettrait pas en relief la complexité des fonctions régies et commandées sous l'unité de la vie; de même en pathologie, ces lois seules, privées de l'étude parcellaire des organes, ne permettraient pas de voir exactement le jeu complet de la maladie. Tout ce qui souffre dans l'économie doit être étudié. Ce n'est pas la minutie de l'observation qu'il faut attaquer, car chaque petit fait a sa raison comme les plus élevés. Seulement, la conclusion théorique et pratique, par conséquent, doit reposer sur une vue d'ensemble où les grandes puissances organiques doivent retrouver la place qu'elles ont par droit d'aînesse dans la vie physiologique.

Là où expirent les forces suffisantes à la vie complète, là commence la lésion. Immense fait pratique de clinique expérimentale, qui met en relief la vérité de l'une et l'existence formelle des autres. Seulement, le passage de l'affaissement des puissances dynamiques à la production de la lésion se fait plus ou moins brusquement, par cette raison que l'homme physiologique est tout à la fois force et faiblesse dans la résistance de ses tissus et dans son harmonie générale. Ce qui a pu faire supposer qu'à un moment donné la lésion commandait seule à l'organisme exalté ou abaissé, c'est que ce dernier dormait dans sa force. Il faut le réveiller d'une manière harmonique à sa puissance et à sa qualité dominante ; prendre en même temps la lésion corps à corps ; et de cette double entente on peut souvent maîtriser le tout en rétablissant l'unité physiologique, dans le cas, bien entendu, où cette dernière possède encore une vie suffisante. Si l'étude de la lésion eût toujours été bien éclairée par la philosophie de la science, elle eût conservé, sans combat sérieux, la place exacte qu'elle doit occuper dans l'esprit du médecin. On l'eût estimée ce qu'elle est ; et elle est chose majeure en pathologie, en clinique et en thérapeutique.

Il y a des lésions qui, produites de toutes pièces par un organisme malade, subsistent alors même que ce dernier est revenu plus ou moins à son état physiologique. C'est alors un véritable *caput mortuum* qu'il faut attaquer d'une manière spéciale. Mais cette espèce d'indépendance est rarement complète en pathologie. Les succès de la chirurgie, — cette main armée de la médecine, — sont tellement liés à ce genre de dépendance qu'elle en contracte une puissance élastique, dont l'appréciation exacte grandit toujours sûrement le chirurgien-médecin qui cherche à n'être que l'auxiliaire, mais l'auxiliaire actif des actes de la vie. En résumé, l'agrandissement de la science ne conduit pas directement à la sûreté de l'art, par le fait seul de son abondance et de sa plénitude ; il faut encore cette richesse amassée par le médecin, l'œil sur la nature vivante.

La question de l'union nervoso-cardiaque et celle de la concentration et de la réaction facilitent beaucoup, lorsqu'elles sont bien comprises, l'intelligence de la lésion. Quelle immense puissance posséderait le praticien qui saurait apprécier d'une manière exacte, pour chaque sujet, la puissance relative des nerfs et du sang ; qui saurait, d'autre part, d'une manière également exacte, où en sont la concentration et la réaction !

Il est une faute que le lésioniste absolu commet très souvent : c'est d'accorder à toutes les lésions un certain caractère de stabilité qu'elles sont loin d'avoir toujours au même degré.

Ainsi, à la fin d'une maladie grave et non curable, un grand nombre d'organes deviennent porteurs de lésions ; mais ces lésions ne sont que des transitions entre la lésion principale et celle de tout l'organisme. Tout est malade. Un jugement porté sur ces lésions intermédiaires est un jugement à faux. C'est comme si l'on disait que la langue sèche et sale d'un homme tombé dans le marasme dénote une gastro-entérite.

Ces faux jugements sont plus nombreux qu'on ne le pense.

Le vitaliste exclusif commet des erreurs d'un autre genre. Souvent il ne voit la gravité du mal que lorsque les forces tombent. Or, dans les maladies longues, la lenteur du mal laisse aux forces une expression de sérénité et de régularité trompeuses, dont il est important de discerner le caractère spécieux.

RÉSUMÉ.

Il y a un rapport constant entre l'organisme et toute lésion, quelle qu'elle soit ; pour cette raison toute simple, c'est que tout état pathologique, quelque dégradé qu'il puisse être, est encore un état physiologique.

La multitude des états pathologiques changent non pas le fond, — il est invariable, — mais seulement la forme du rapport de la lésion avec les puissances principes.

Cette loi était écrite partout ; et cependant il n'y en a aucune qui ait été plus diversement appréciée, et qui soit devenue le point de départ de plus de controverses.

La vérité est si forte, que le médecin est toujours resté plus vrai en pratique qu'en théorie. Elle l'a poursuivi en quelque sorte dans ses actes sérieux et responsables.

Cette grande dissidence a donc une cause, et cette cause repose sur les jugements individuels basés à *faux* sur la figure changeante de la lésion et sur les rapports élastiques qu'elle contracte avec l'organisme.

Il y a des lésions qui sont en *consensus* si parfait avec l'organisme qu'il en résulte deux reflets fidèles. L'expression générale devient l'expression locale, et réciproquement.

Certaines lésions saines et certains organismes sains ont le privilége de correspondre avec cette fidélité rigoureuse, surtout dans les maladies aiguës et commençantes, lorsque toutes les synergies sont encore conservées.

Il y a d'autres cas où la lésion ne conserve de lien avec l'organisme que ce qu'il faut pour avoir la vie, en quelque sorte.

Plus la lésion et les puissances générales ont conservé de rapports sains, énergiques et intimes, plus on a à craindre, il est vrai, des troubles sympathiques ; mais plus la médication est possible , parce qu'en définitive c'est l'organisme bien dirigé qui sert à la régénération de la lésion. Il suffit souvent de lever une entrave du côté de cette dernière ; enlèvement qui devient parfois la médication exclusive.

Il y a des lésions qui, par leur nature et leur ancienneté, se sont un peu isolées d'une grande partie de la vie ; à preuve, la dégradation de leur constitution physico-chimique, qui outrage la beauté et l'harmonie de ce qui l'entoure ; le polype, le cancer, par exemple, etc. — Aussi la vie est-elle impuissante à les régénérer ou à les éliminer. La solidarité de l'organisme reparaît encore après l'excision et l'élimination étrangère ; puis le mal revient, s'il ne survient un état un peu *autre* de l'organisme.

Au lieu des altérants dépuratifs seuls qui ne créent un état autre qu'en débilitant l'économie, pourquoi ne pas y ajouter d'autres modifications, ou, parfois, y suppléer par les antiscorbutiques puissants opposés à la désunion du sang, et surtout par l'hydrothérapie *reconstitutive,* qui, en redonnant aux fonctions du ton et de la synergie, s'opposent le mieux possible à ces exsudats pathologiques dont s'abstient un organisme vigoureux devenu capable de se rénover physiologi-quement.

CHAPITRE V.

Un côté de la doctrine qui n'a jamais trompé les doctrinaires, vrais ou faux, c'est le besoin de l'unité. Séduction très légitime qui en a emporté plusieurs, et qui a été le motif de bien des reproches; comme si le besoin intellectuel et affectif de l'unité était la cause de l'erreur! Il est d'une si haute importance de répandre la clarté sur ce point de discussion, que nous allons chercher à l'approfondir.

Chaque être, chaque science, ont leur unité; mais chaque être et chaque science ne la portent pas au même point de vue. Ainsi l'homme est une unité, mais non une unité simple, dans la force philosophique de ce mot, puisqu'un seul être jouit de cet attribut; lequel être est *souverainement un,* parce qu'il est indivisible.

L'homme, dans son organisation physiologique, est *un* également, mais complexe. L'unité qui lui revient est l'expression d'une union admirablement conçue, sur laquelle on ne peut opérer que par la conception de son merveilleux assemblage. C'est par une fausse idée de son mode que la vérité, comme principe, a vu accoler à ses flancs les erreurs les plus multiples et les plus étranges, qui n'étaient autre chose que l'application de cette unité avec toutes les variantes systématiques de l'individualité intellectuelle.

L'homme physiologique, cette fraction de l'être unitaire, est une unité qu'il faut comprendre relativement à son organisation et à sa nature propres. L'homme pathologique, qui n'est autre chose qu'une dégradation de l'homme physiologique, a encore son unité d'action à travers laquelle l'observateur doit l'étudier, opérant suivant une évolution qui tend à le ramener à l'état physiologique. Chose extraordinaire, les systématiques, c'est-à-dire les faux doctrinaires, sans nier cette unité, ont voulu, en pathologie, la circonscrire et la faire dériver d'une face de l'être. L'organisme sera toujours irrité et enflammé, par ce fait qu'il l'est souvent. Sa nature est toujours révolutionnaire parce que, à côté de son travail de retour à la vie normale et à côté des efforts qu'elle exécute pour s'y maintenir, elle est souvent tumultueuse, égarée, s'abandonnant à des écarts qui la fatiguent ou qui la tuent : la forme au lieu du fonds. Dans tout acte physiologique, quel qu'il soit, qu'il soit supporté par un organe plutôt que par un autre, toutes les richesses essentielles de l'organisme y concourent d'une manière essentielle.

Par une loi d'analogie similaire entre deux substances différentes, nous voyons les mêmes choses se répéter dans l'âme tout entière. L'action la plus laborieuse porte plus spécialement sur telle ou telle faculté intellectuelle ou affective ; mais tout l'organisme psychologique concourt, soit pour être attentif, soit pour dire un simple oui ou non. La sensibilité totale, c'est-à-dire celle qui comprend depuis la sensation jusqu'aux sentiments les plus élevés ; l'intelligence, c'est-à-dire la lumière ; la volonté, c'est-à-dire l'effort de l'homme moral, doivent travailler ensemble dans l'ordre, pour que l'amour raisonnable et libre procède comme produit et comme expression saine de cette trinité de puissances. Le produit appartient aux trois facteurs harmonisés ensemble dans le sens du bien, du vrai et du beau. Il en est de même dans le travail des puissances physiologiques. Des deux parts, travail d'ensemble pour produire un acte, quelle qu'en soit la valeur. Seulement, plus l'acte sera puissant et difficile, plus sera considérable et laborieux le travail général.

Telle est l'idée principe de toute synthèse physiologique et nosologique. L'unité dans tout, mais l'unité vraie. Il faut aller à sa recherche.

Toute nature a une constitution spéciale et un ordre suivant lequel elle doit évoluer pour arriver à sa fin la plus parfaite. L'ensemble des vérités théorico-pratiques auxquelles elle doit s'unir pour arriver à la réalisation de cet ordre s'appelle la DOCTRINE.

Plus l'être est un et simple, plus la doctrine qui doit l'enseigner et le faire parvenir à l'ordre est simple elle-même et susceptible d'être condensée en vérités synthétiques ; à preuve, la simplicité laconique de la véritable doctrine morale, celle de l'Evangile, malgré un certain nombre de vérités partielles qui en sont l'écoulement logique.

L'homme physiologique est beaucoup plus complexe, parce qu'il est moins simple, c'est-à-dire moins beau et plus abaissé, ontologiquement et relativement parlant.

Ses vérités doctrinales sont donc plus éparpillées, si l'on peut parler ainsi, d'autant plus qu'elles n'ont pour collecteurs que des mains humaines.

Néanmoins elles sont soumises à une règle analogue. Elles doivent conjuguer ensemble pour que l'esprit puisse en discerner l'unité.

L'unité harmonique des fonctions physiologiques; tel est, comme nous l'avons déjà énoncé, le *criterium* de toute synthèse physiologique et nosologique, les deux composantes de la synthèse clinique. Le moyen de parvenir à l'intelligence de cette unité essentielle, à l'art, c'est d'abord l'observation analytique dans toute sa largeur; puis la réflexion inductive et déductive. Son contrôle, c'est l'expérience théorico-pratique.

Prenons un homme, Hippocrate. Prenons dans son livre, au hasard, un trait de généralisation quelconque, l'aphorisme *solvit febris spasmos,* par exemple, et voyons si cette conception heurte la nature physiologique et si elle supporte le moindre démenti de pathologie pratique.

Un médecin est appelé auprès d'un malade en proie à un spasme viscéral d'une intensité effrayante, à tel point que la violence du mal semble sortir de la règle habituelle. La peau est froide, le pouls petit et opprimé, les urines claires comme de l'eau limpide, la face anxieuse; et l'expansion, cette loi de la vie, est

suspendue. Or, il arrive que par les efforts de la nature et de l'art la peau devient douce, halitueuse, le
pouls souple et un peu vite. C'est l'expansion de retour, un peu plus bruyante que l'expansion tout à fait
physiologique. C'est une fièvre salutaire qui va emporter
les accidents spasmodiques. Le praticien qui l'observe
est certain de leur rémission, sauf une provocation
nouvelle. — *Febris solvit spasmos.* — Voilà une loi
médicatrice qui est inattaquable, parce qu'elle dérive,
non d'une force isolée de l'organisme, mais de toutes
les forces réunies agissant synergiquement dans l'unité.
Voilà une généralisation de science théorique et pratique. Or, si on analyse le jeu de cette opération, on
voit que l'œuvre marche d'ensemble, que telle ou telle
force, tel ou tel organe, peuvent avoir, suivant l'état,
opéré plus ou moins chez tel ou tel sujet; mais la
nature n'abjure pas, en souffrant, son unité qu'elle
cherche à ressaisir dans des conditions souvent en apparence très dissemblables.

Toute généralisation médicale, physiologique ou
pathologique, n'a donc de vérité que par sa fidélité
exacte au travail d'ensemble des forces et de leurs organes. Dans les offenses et les lésions circonscrites, il
n'est pas plus possible de faire abstraction de l'ensemble de l'être que dans une perturbation et une
lésion plus disséminées. Il y a toujours au fond une
loi d'évolution qui ressort de l'organisme tout entier
et qui règle la vie fonctionnelle et régionale, sans que
cette dernière puisse être soustraite, sous peine d'erreur, au travail général.

Il existe, en un mot, une relativité excessivement

serrée entre l'union nervoso-cardiaque, synthèse des forces principes de la vie, et la vie fonctionnelle de rénovation, — assimilation et élimination.

La vie étant l'unité sous la complexité, et l'homme pathologique n'étant que l'homme physiologique altéré, il eût dû paraître logique que, dans l'étude de ce dernier, on n'isolât pas autant chaque anneau de la chaîne physiologique. Il eût dû paraître logique que la puissance dynamique proprement dite ; puis la vie humorale qui a son centre de réceptivité et de rayonnement dans le sang pour constituer, avec la sensibilité, la vie fonctionnelle ; puis ensuite, la vie plus inférieure et plus divisée des tissus ; que ces trois vies, ou plutôt ces trois anneaux organiques qui ne sont réellement que des découpures, fussent respectées par l'observateur dans leur enchaînement nécessaire, afin que l'on ne pût pas dire de lui : c'est un dynamiste pur, c'est-à-dire un vitaliste faux ; un humoriste absolu, c'est-à-dire un homme qui voit de la vie plutôt ce qu'elle rejette que ce qu'elle conserve ; c'est un lésioniste, c'est-à-dire celui qui ne voit que des accidents auxquels nous le mettons au défi de trouver une théorie digne de ce nom, une théorie, un nom même qui exprime fidèlement la lésion sans qu'une heure après un collègue de la même école ne vienne lui apporter un autre nom tout aussi infidèle, parce que sans théorie vraie il n'y a point d'expression nosologique convenable ; ce qui a pu faire admettre, avec une certaine justesse, qu'il valait mieux souvent laisser subsister des dénominations qui ne signifient rien que d'en créer qui signifient mal.

Ainsi donc, pour rentrer non dans l'éclectisme qui est une erreur, mais dans la vérité qui relie tout dans l'ordre, il faut comprendre la vie évoluant dans ses humeurs et dans ses organes, conservant, rénovant, éliminant. Il faut comprendre également que la lésion est une parcelle qui est aussi souvent rejetée que régénérée. Pour que la santé revienne, il faut que ce qui est sain reproduise, rebourgeonne, en éliminant en même temps ce qui, parfois, n'est plus qu'un *caput mortuum* qui gène le mécanisme vivant. Les tissus mortifiés par les armes à feu, les ulcères dysentériques de l'intestin, etc., sont remplacés par une cicatrice due à la réparation continuée de la vie. La partie lésée meurt souvent en tout ou en partie. Seulement l'élimination se fait, dans certains cas, si lentement, que la partie excrémentitielle échappe à l'œil de l'observateur.

Il y a un grand fait pathologique qui établit admirablement la valeur de la relativité des forces principes avec la vie fonctionnelle des grands appareils et des organes séparés. Nous voulons parler de *l'oppression des forces, oppressio virium,* qui peut apparaître, soit après les lésions directes d'organes circonscrits, soit après la lésion indirecte de ces derniers surpris, en raison de leur prédisposition, par le fait d'une perturbation générale.

Quels que soient le mode de production du mal, sa nature, son intensité, il peut arriver, pour différentes raisons qui se comprennent, que la lésion circonscrite, par un appel brusque et irrégulier des forces vitales, jette celles-ci dans un état d'anéantissement, de concentration, dont la durée est toujours au préjudice de la lésion elle-même. Pendant cette période fatale, l'organisme se charge morbidement, si l'on peut parler ainsi, et ses forces ne sont employées qu'à faire le mal. Aussi, est-ce une grande chose, en médecine pratique, que de distinguer parfaitement ce moment de l'oppression des forces. La valeur sérieuse du diagnostic local sert énormément pour la comprendre et la détruire ; mais l'appréciation du pouls et de la peau, du pouls surtout, qui est l'expression très délicate de l'oppression des forces, est peut-être plus importante encore. Car, on comprend qu'à la rigueur un certain vague dans le diagnostic local n'entrave pas absolument la solidité d'un traitement de début, tandis qu'une faute dans la surveillance des forces, dans l'appréciation de leur état d'oppression, et dans leur dégagement graduel qui doit s'opérer sans secousse, peut avoir de grands inconvénients. Néanmoins, nous nous hâtons de le reconnaître, il est fort important d'avoir pour soi les deux éléments de connaissance qui fixent l'esprit sur les moyens de résoudre cette entrave ; moyens qui sont on ne peut plus différents : une saignée, un vomitif, une perle d'éther, un grand bain, le chaud, le froid avec toutes leurs variantes etc.

Or donc, nous répétons que ce grand fait de l'oppression des forces, qui sépare une lésion commençante de la vie qui doit la réparer, est la plus grande preuve de la nécessité de tout l'organisme pour mener à bien ce qui est désordre local ; comme il prouve également la solidarité de ce qui est partiel avec les forces principes. La méditation de cette vieille vérité devrait ruiner tous les systèmes.

Nous ne pouvons entrer ici dans l'étude si importante des différentes variétés du pouls à l'état pathologique. Cependant, nous ferons cette remarque toute clinique, c'est que le pouls qui marche avec l'oppression des forces, avec un engouement, une congestion ou un spasme quelconque ; ce pouls présente au doigt la sensation suivante :

Soulèvement incomplet de l'artère tendant avec effort à achever son mouvement d'expansion. Ce n'est pas le pouls petit, proprement dit, ce dernier étant plus achevé dans son choc. Ce n'est pas le pouls filiforme qui, à côté de sa ténuité et de sa fréquence, a quelque chose de tellement spécial dans la cadence qu'il n'est pas méconnaissable.

Le pouls opprimé est généralement petit, parfois cependant un peu plein et un peu dur, mais étouffé par arrêt de la circulation artérielle. C'est une pulsation incomplète. Certains obstacles mécaniques pouvant rendre ce pouls permanent, c'est un renseignement qui apporte nécessairement une rectification dans le diagnostic.

Du reste, le pouls opprimé n'est pas toujours simple et facile à déterminer. La complexité de différents états de l'organisme embarrasse souvent ce travail d'appréciation. En effet, le pouls opprimé peut être, en outre, lent ou vite, plus ou moins régulier, plus ou moins saccadé, quelquefois comme sidéré et anéanti.

Ces digressions nous permettent d'arriver à ce que nous avons appelé l'esprit de la méthode physiologique et clinique.

Plus une organisation est grande, plus elle est élevée dans l'échelle, plus elle est simple et moins susceptible de divisibilité. L'animal inférieur subit une section et vit encore. L'âme qui est essentiellement simple ne souffre aucune division, si ce n'est la division artificielle analytique. L'organisation physiologique de l'homme est la plus indivisible de toutes les organisations animales, la plus serrée de toutes, celle dont on ne peut rien retrancher sans atteindre plus ou moins à son unité.

Cette relativité intime des puissances et des organes rend très difficile la détermination de l'ordre hiérarchique que l'on doit établir dans l'appréciation des caractères cliniques. Comme nous le redirons en parlant de classification, la première place revient aux deux grandes puissances, *la sensibilité et le sang ;* au sang qui ne peut se scinder, parce qu'il est toujours indivis dans toute sa continuité ; à la sensibilité qui est également une, mais qui peut souffrir, sans trop de préjudice, sous un certain mode et dans certains points circonscrits. Ces deux puissances, avec les organes qui les desservent, doivent donc être scrupuleusement étudiées analytiquement dans une offense physiologique ; et le tort qu'une lésion d'organes fait éprouver à la réalisation actuelle ou future de leur puissance est la mesure de la gravité de cette offense.

La rénovation de la vie organique se compose de deux temps principaux : la réceptivité et l'élimination. Ces deux grandes opérations synthétiques sont, tout à la fois, les facteurs et les instruments des deux grandes puissances toutes faites pour lesquelles elles opèrent ;

et comme elles sont leurs moyens par leurs appareils
et par leurs organes, leur place vient ensuite. C'est la
seconde hiérarchie. Aussi, leurs offenses sont-elles
plus localisables et plus tangibles.

Viennent ensuite les tissus, organes plus élémen-
taires, considérés soit par rapport à une offense qui
leur est propre, soit par rapport à une offense qui est
un reflet d'un désordre plus élevé.

C'est en raisonnant dans ce sens que l'on peut le
mieux possible estimer ce qui est essentiel de ce qui
l'est moins ; ce qui l'est encore de ce qui est accessoire.

Mais la complexité extrême de toutes ces appréciations rend le travail théorique fort difficile à définir.
L'esprit le saisit mieux dans l'art. C'est probablement
sous l'influence de cette idée qu'Hufeland écrivait qu'il
y avait une théorie de la pratique et une théorie de la
science. « Cette dernière, dit-il, semble plus consé-
« quente, parce qu'elle est un produit spontané de
« l'esprit *a priori* et qu'elle se conserve dans l'école.
« L'autre paraît moins orthodoxe, parce qu'elle est
« un reflet de la nature même, qu'elle emprunte ses
« principes à la nature, qu'elle les reçoit sans les
« imaginer ; mais elle montre sa supériorité quand il
« s'agit d'agir sur la nature, c'est-à-dire au lit du
« malade.

Ce reproche que fait ici Hufeland à la théorie de la
science, s'adresse évidemment à celle qui naît d'un
système ; car il dit encore : « La médecine agissante
« suppose des réflexions, une théorie ; mais la pensée
« du médecin doit puiser aussi ses inspirations dans

« la nature et dans la vie, non dans les systèmes. »
— En effet, la théorie de la science doit être la même
que celle de la pratique.

Plus loin il ajoute : « Depuis Hippocrate, la vraie
« médecine a eu sa langue spéciale pour désigner le
« monde de la vie qui est son élément, et qu'on ne
« peut, à proprement parler, point exprimer par des
« mots. Voilà pourquoi les termes de coction, de
« crise, de métastase, même de reproduction, d'assi-
« milation, de métamorphose, etc., seront toujours
« des symboles ou des mythes inaccessibles aux sys-
« tèmes, mais intelligibles pour celui qui vit dans
« la vie. »

Dans l'homme malade, c'est-à-dire l'homme physiologique dégradé, qu'est-ce que la coction, si ce
n'est encore la nature qui prépare avec un effort un
peu tumultueux un produit physiologico-pathologique
qui est une représentation d'une opération vitale ?
Quelle plus fidèle reproduction de l'élimination physiologique que la crise dans les maladies ? Dans la vie,
la métamorphose organique est de tous les instants ;
c'est le pivot sur lequel roule la rénovation. Quant
aux métamorphoses morbides, qui sont liées aux affinités ou parentés morbides, elles recèlent pour nous
bien des mystères dont le secret connu nous révélerait
la filiation morbide de bien des dégénérescences et de
bien des diathèses.

Au lieu de tant parler du mécanisme de la méthode,
comprenons donc que son esprit, qui est inhérent à
l'esprit du bon observateur et du philosophe vrai ; que
cet esprit est fort large, quoique l'on ait de la peine à

en définir le travail et à le suivre ; que l'inspiration
du *vitaliste vrai* est des plus rationnelles, parce qu'elle
n'est autre chose que le jet d'un esprit qui s'est in-
carné le jeu synthétique de la vie, de sorte que par là
même qu'il la ramasse mieux en lui, qu'il la disperse
moins, il en saisit parfois brusquement l'évolution
nécessaire.

CHAPITRE VI.

DE L'IDÉE DE LA MALADIE ET DE SES CONSÉQUENCES
EN PATHOLOGIE ET EN THÉRAPEUTIQUE.

La maladie, c'est la vie altérée dans ses forces et dans ses organes.

A un autre point de vue, la maladie est une résultante organique, produite par l'action de causes agents sur le sujet patient.

Lorsqu'un homme n'accomplit plus, dans toute leur plénitude, tous ses actes physiologiques, il y a rigoureusement, dans son organisme, une modification quelconque. Soit que cette modification se traduise par un changement dans les qualités, dans les puissances, dans les organes, les tissus, etc., il devient altéré, c'est-à-dire autre dans sa vie; la vie produisant des actes adéquats à elle-même. Il se forme alors en lui une espèce de *nature seconde,* qui n'est que la première en tant qu'existence, mais plus ou moins différente dans l'état de ses puissances organiques. Nature seconde qui n'est que la première *infériorisée;* nature qui a, en quelque sorte, ses organes et ses puissances faussés, — exaltés, — abaissés, — déviés, qui se refusent à certains attachements réguliers, qui parfois en nécessitent d'autres; absolument comme dans l'ordre psychologique, l'intelligence, l'affectivité passionnelle et morale, la volonté, une fois sorties de l'ordre, ne tressaillent plus rigoureusement de la même manière sous leurs attouchements réguliers. Loi d'analogie similaire qui est un reflet de l'unité de l'idée répandue dans la création. L'état physiologique nous offre un rudiment de cette nature seconde dans l'homme arrivé à l'état sénile qui, dans sa nature essentielle, a vu se modifier en lui toutes les qualités premières de l'homme jeune d'autrefois.

De cette communauté dans l'essence et de cette dissemblance dans les qualités résultent nécessairement des conséquences fort importantes :

1° Conservation, pour la nature seconde ou modifiée, des lois de la première, à tel point qu'elle n'a pour se régénérer que les puissances et l'ordre de la nature saine. Dans l'homme malade, ce qui continue la vie, ce qui tend à la modifier en bien et à la réparer, c'est la richesse physiologique, ce qui est sain encore en lui. Les lois de réceptivité, d'assimilation, de rénovation et de réaction sont toujours stables. Tant que les lois de la matière inerte sont dominées par celles de la nature vivante, aucunes lois nouvelles ne peuvent prendre la place des lois physiologiques.

2° A côté de cette stabilité de la loi, en tant qu'ordre et existence, se produit l'instabilité dans le mode suivant lequel elle s'accomplit. Les qualités de l'être étant différentes, il y a forcément modification dans sa réceptivité, et de cette modification découle une différence logique dans la vie assimilatrice et expansive. Un attouchement sensible mal supporté a son reflet correspondant dans la réaction consécutive.

Il y a un exemple élémentaire qui prouve admirablement ces deux propositions. On applique sur le derme enflammé un sel de morphine pour qu'il y soit absorbé. Ce tissu surexalté et constitué en état de non réceptivité vis-à-vis ce modificateur se refuse à produire son acte physiologique qu'il va reprendre après l'application de quelques émollients. Trop expérimental pour qu'on puisse lui refuser sa conclusion, ce fait prouve que les muqueuses enflammées n'absorbent pas, comme cela a lieu, du reste, pour les muqueuses en état d'atonie extrême. Ira-t-on dire que, dans ce cas, une loi pathologique a remplacé la loi physiologique? Il y a eu impossibilité, entrave, pour l'accomplissement de cette dernière, mais rien de plus.

Par la méditation de ce simple fait et de tous ses semblables, qui sont nombreux en pathologie, le thérapeute se trouve rationnellement en face des trois points de vue suivants :

1° Il peut avoir à faire une demande à l'organisme malade dans ce qui subsiste de plus sain en lui; dans ce qui est resté, pour ainsi dire, complétement possesseur de sa vertu physiologique et agir par là sur ce qui est le plus altéré dans la vie.

2° Trouvant les puissances et les organes incapables de produire des actes suffisamment physiologiques pour devenir médicateurs, il peut découvrir encore des modificateurs indirects qui, en changeant leurs qualités et leur tonicité, les replacent, pour ainsi dire, en état de receptivité physiologique.

3° En face d'un état mixte où les puissances et les organes ne sont atteints que d'une incapacité limitée en conservant néanmoins une réceptivité particulière, il peut leur faire des demandes spéciales, excessivement délicates, en raison de l'immense variété des états morbides réclamant des attouchements harmoniques pour que les organes réagissent le mieux possible dans le sens suivi par la vie.

Si l'on réfléchit que ces trois grands modes de réceptivité sont souvent réunis dans un organisme malade, on se rend immédiatement compte de la complexité et de l'unité qui appartiennent à la thérapeutique rationnelle. On comprend que la complexité n'est que dans l'attaque, tandis que l'unité est dans le plan de la médication qui n'est elle-même que l'adjuvant de la vie qui marche toujours dans un sens unitaire.

Mais pour que le praticien puisse faire sûrement une demande thérapeutique à l'organisme modifié, il est nécessaire qu'il se représente deux autres grandes séries de notions, dont les premières résument toutes les attaques de cet organisme par les agents désharmoniques, et dont les secondes résument l'expression de la vie plus ou moins affectée par ces agents divers. Cette dernière classe de notions comprend tous les faits cliniques.

Soit qu'ils partent de l'âme, soit qu'ils appartiennent aux agents externes proprement dits; qu'ils appartiennent ou non à la classe des agents physiologiques; ces agents peuvent, dans le principe, se borner à une action purement dynamique, ou bien ils peuvent avoir, en outre, une action sur la vie humorale, et plus encore sur les organes et les tissus eux-mêmes. Le résultat de leur attouchement peut se résumer sommairement de la manière suivante :

Ou l'organisme est complétement dominé, ce qui est rare, et il succombe plus ou moins vite lorsqu'il n'est pas tué sur le coup. On pourrait dire que, dans ce cas, il ne transforme pas, mais il est en quelque sorte transformé. Un poison excessivement violent et subtil décompose et annihile tous les éléments tangibles de la vie, lesquels rentrent, par là même, sous la loi des matières organiques non commandées, la loi de décomposition.

Ou, en second lieu, l'organisme, se trouvant constitué lui-même dans une puissance remarquable, reste complétement vainqueur.

Ou, en troisième lieu, dominé partiellement, il se trouve partagé entre deux forces dont la résultante est variée et élastique. Par la première, celle qui lui appartient, il tend à séparer de tout ce qui n'est pas lui. Par la seconde, qui est une force de domination étrangère, il est contraint d'accepter pour plus ou moins de temps, à un titre quelconque, ce qu'il ne peut rejeter sur-le-champ. Obligé de conserver, il se passe alors en lui un phénomène singulier, une espèce de *vitalisation* opérée par la vie qui ne peut faire autre chose de ce qui est en elle; vitalisation qui se fait en raison de la puissance conservée de l'organisme, de la domination qu'il subit, et de la nature plus ou moins assimilable de l'agent.

Voilà pourquoi, ce nous semble, il paraît au premier abord, y avoir quelque chose de vrai dans certaines assimilations chimiques opérées par la nature vivante; assimilations qui ne durent que bien peu de temps si l'organisme possède une certaine force et si l'agent n'est pas un agent physiologique.

Mais si ce dernier appartient à cette classe, ou bien même si, agent perturbateur par essence, il est lui-même un produit *vitalisé* d'un autre organisme, l'assimilation, quoique repoussée par le sujet patient, est acceptée plus facilement, et la vitalisation est beaucoup plus fréquente. C'est ce qui a lieu, par exemple, pour le virus vaccin et le virus syphilitique.

L'organisme constitué vis-à-vis ces agents en état de *réceptivité,* non réfractaire parce qu'il est moins puissant, assimile, c'est-à-dire vitalise, ce qu'il a d'abord absorbé; puis, modifié par cette union, il produit des actes adéquats à lui-même modifié.

Ainsi, en premier ordre, — non pas toujours, mais souvent, — attouchement dynamique dont l'organisme peut souffrir ou bénéficier; attouchement qui peut devenir le point de départ d'une modification morbide ou d'une médication. C'est là, peut-être, le phénomène le plus vital, celui qui a divisé bien à tort les thérapeutes, vu qu'il est expérimental, quoique le mécanisme n'en soit pas toujours tangible. Il est plus que probable, (comme l'a proclamé M. Pidoux,) que c'est plutôt en raison d'une modification physiologique, bien prévue et bien opérée suivant les aptitudes de l'économie, que celle-ci réagit dans le sens de la vie qui est elle-même la force thérapeutique supérieure. Mais lorsqu'il s'agit d'agents, les plus physiologiques possible, il en résulte un attouchement d'abord et une certaine vitalisation ensuite. Le fluide sanguin vicié par une hématose délétère conserve pour un temps, parce qu'il a vitalisé, quelque chose qui ne lui appartenait pas, mais qu'il a fait vivre par union.

Ce serait sans doute une grande présomption que de vouloir pénétrer trop avant dans ce mystère d'assimilation dont le mode peut être excessivement varié ; depuis l'assimilation la plus grossière, l'assimilation par mélange qui n'en est pas une, jusqu'à une assimilation véritablement *unitive*, vitalisant les substances absorbées, de manière que ces substances, improductives par elles-mêmes, germent et éclosent dans l'organisme sous la fécondation des puissances vitales qu'elles ont altérées. Sans contredit, le pus vaccinal est improductif par lui-même ; cependant absorbé, assimilé et vitalisé par l'organisme il est reproduit avec son cachet spécifique.

Nous pourrions rappeler ici le passage de Bichat que nous avons cité plus haut :

« Les altérations des fluides paraissent dépendre « essentiellement du mode de mélange des parties « non animalisées, avec celles qui le sont, etc.....
« (*Vide supra.*)

Dans cette action réciproque de l'agent sur le sujet patient, d'où naît ce que l'on appelle communément le produit morbide qui n'est autre chose que l'être *infériorisé,* il y a deux *générateurs :* le *générateur externe* qui est véritablement le *père*, parce qu'il est le premier excitant développant cette nature seconde

qui conserve comme fond le cachet de l'impression ;
et le *générateur interne,* ou la *mère,* qui est l'organisme sain, lequel subit son germe pour le vitaliser,
c'est-à-dire pour lui donner une conception et une
forme tangible par le fait de l'évolution qui est un
acte de la force d'expansion rénovatrice. La relativité
de puissance de ces deux générateurs, la réceptivité
du second, l'intensité et la continuité d'action du
premier, etc., nous font concevoir *a priori* la variété
et la multiplicité de l'expression morbide fournie par
la vie altérée. Parfois, le générateur externe est si
dominateur que l'autre est contraint de concevoir et
d'évoluer sous une forme spécifique. Ou bien, au
contraire, le générateur interne vitalisant avec sa
force saine donne à l'expression morbide le ton et les
qualités qui lui appartiennent. On peut dire alors
que la forme emporte le fond. Un grand nombre
d'altérations sporadiques sont dans ce cas. On reconnaît au cachet morbide que la vie une fois imprégnée
a tout reconstruit à sa forme. Les diverses espèces
inflammatoires, chez les sujets sanguins, nous offrent
des exemples évidents de ces altérations. Les sujets
les plus faibles nous présentent cependant des résul-
tantes analogues par ce motif que, dominés très facilement par les causes agents les plus légères, ils conser-
vent encore assez d'eux-mêmes pour que l'expression
morbide porte le cachet de leur idiosyncrasie. La
névralgie généralisée et mobile des femmes dépréciées
nous en fournit un exemple, mais un exemple qui a
sa raison. Entre ces deux sujets types il y a une
notable différence dans le travail de conception. Les

premiers modifient parce qu'ils sont forts ; les seconds sont forcément modifiés dans tel ou tel sens en raison de leur mobilité nerveuse qui se réflète dans toutes leurs expressions morbides.

En général cependant, si l'agent est faible, l'idiosyncrasie individuelle fait la loi. Si l'agent est plus fort, celle-ci peut être plus ou moins absorbée.

Toutes les altérations de l'être ne s'expliquent pas, du reste, aussi simplement, parce qu'il y en a qui sont le produit d'une génération lente où agissent d'une manière très complexe les deux facteurs. D'autre part, il y en a qui sont, pour ainsi dire, complétement personnelles, comme la goutte par exemple, que l'homme (l'hérédité admise, bien entendu) crée de toutes pièces avec le temps par une désharmonie établie entre la richesse et la dépense ; par l'impuissance où il se constitue, à un moment donné, d'équilibrer la réceptivité avec l'assimilation parfaite et cette dernière avec l'élimination.

Le temps qui s'écoule entre l'attouchement d'un agent ou d'agents dominateurs à action circonscrite ou continue, et le moment où l'organisme recouvrant la puissance de réagir cherche avec ses forces physiologiques conservées à se rénover et à corriger l'altération qui est en lui ; ce temps s'appelle *incubation*. C'est la continuation de la lutte selon les mêmes lois, mais non selon les mêmes termes. A mesure que l'organisme se charge sans rénovation correspondante, le malaise s'accroît parce que l'être s'*infériorise* de plus en plus. S'il ne réagit pas de suite, cela peut tenir à des causes multiples, — ses forces expan-

sives pouvant être opprimées par la secousse anti-
physiologique, *oppressio virium;* — ou d'autre part,
trop fort encore pour ne pas tolérer une cause non
violente, il faut qu'il soit irrité suffisamment par
son altération ou sa modification pour réagir et se ré-
volter contre l'offense; — ou bien, possédant trop peu
de forces et des forces qui ont peu de synergie, il ne
marche que lentement dans la voie de rénovation. On
conçoit, à première vue, combien doivent être variables
les conditions organiques. Le choc étranger, la réceptivité conservée des organes ont des pressions très difficiles à évaluer dans la résultante morbide.

Nous devons ici, pour combler une lacune, inter-
caler quelques éclaircissements sur le sens que l'on doit
donner au mot réceptivité :

De même que l'organisme, dans son état physiologique, réclame des attouchements qui lui sont propres
et harmoniques; de même chaque état de cet organisme, chaque phase normale ou anormale par lesquelles il peut passer dans le cours de son évolution
et de son existence définie, réclament des attouchements particuliers pour qu'ils soient vrais et le fassent
tressaillir le plus normalement possible, quelle que soit
son altération.

Tous les médecins savent que les médicaments les
plus simples et les moins hostiles de leur nature à
l'organisme ne laissent pas que de le perturber à l'état
sain, tandis qu'ils sont tolérés plus ou moins facilement
à l'état morbide; et que, bien plus, ils le ravivent et le
ramènent souvent à l'état physiologique. Ce qui a fait
dire avec une certaine vérité, « que le médicament

administré à propos agissait directement sur la maladie et non pas sur l'organisme [1]. »

Voici, ce nous semble, comment il faut se rendre
compte de cette idée pour la compléter :

Un organisme malade, syphilisé par exemple, a besoin de tel ou tel attouchement pour se modifier et
se rénover. Une fois ce besoin satisfait, il ne veut plus
de cet attouchement sous peine d'en être perturbé à
son tour, comme le serait un autre organisme primitivement sain. C'est une faim, nous ne dirons pas
morbide, la maladie n'étant pas une entité, mais une
faim encore physiologique, portant sur ce qui peut
être réparateur pour l'économie. C'est, en quelque
sorte, l'appétit de l'organisme malade, son instinct,
qu'il sent et exprime, parfois, d'une manière plus ou
moins vraie, et que le médecin peut exploiter avec
plus ou moins de tact; mais qui, ordinairement, est,
pour le patient, latent ou obscur, comme ce qui part
de la vie silencieuse des viscères et des organes. Ce
dernier état, qui est le plus fréquent, n'est accessible
que pour le médecin.

On sait que l'action physiologique d'un médicament ne rend pas toujours compte de l'action thérapeutique. Cela s'explique très simplement : le modificateur restant le même, l'homme physiologique
devient autre. Ainsi le convalescent énervé, dont les
vaisseaux sont vides de sang, est soulagé et dort par
l'opium qui, comme dit Hufeland, agit alors comme
excitant cardiaque, en vascularisant le cerveau, tandis

---

[1] *Eaux minérales de Salins*, par M. le Dr Dumoulin, page 38.

qu'un individu bien portant soumis au même moyen éprouve une congestion qui peut être la même, mais dont l'effet est tout différent sur le système nerveux.

Or, dans tout état de l'organisme altéré, il y a une réceptivité, une aptitude spéciales pour telle ou telle substance, plutôt que pour telle autre. La thérapeutique, — qui est l'art de faire ce qu'il faut pour réparer l'organisme altéré, — n'est pas un art isolé. L'aboutissant de tout en médecine, elle est la conséquence de tout. La connaissance de l'homme sain et de ses altérations; la connaissance de la nature de la maladie et de l'affection; celle des moyens thérapeutiques qui sont pris tantôt dans l'âme, tantôt dans la nature inerte, etc.; tout est mis en usage par l'esprit qui, armé de toutes ses facultés opérant dans l'ordre, tire parti de tout pour apprécier et appliquer. L'induction et la déduction, l'observation et l'expérience apportent leurs éléments. Comme nous le disions en tête de ce travail, la philosophie de la science descend pour opérer sa jonction avec la science subalterne qui résume toute l'infirmerie médicale. C'est la chaîne d'or du praticien; et chaque anneau brisé représente une puissance perdue qui rompt l'unité de la science appliquée, c'est-à-dire de la science de l'art, la théorie de la pratique, comme l'appelait très bien Hufeland, ce médecin savant et honorable qui réunissait en lui le sens intime de la vérité médicale et de la délicatesse professionnelle.

On pourrait peut-être, — ce n'est pas une assertion, — trouver dans les différentes variétés de non receptivité l'explication de cette prétendue loi de tolérance qui pourrait bien n'être, en partie du moins, que le fait d'un manque de correspondance plus ou moins absolue entre l'organisme placé dans certaines conditions et ce qui n'est pas lui. L'organisme malade tolère, dit-on, certains agents qui tueraient promptement ou qui fatigueraient l'organisme sain. Sans doute, mais cela ne viendrait-il pas de ce que l'organisme malade, — c'est-à-dire placé dans tel ou tel état qui lui donne des aptitudes spéciales, — ne fait pas toujours à l'agent un accueil physiologique, c'est-à-dire un accueil efficace ?

D'autre part, il est également logique de chercher la raison de cette tolérance de l'organisme pour certains attouchements continués et certaines substances, dans le besoin impérieux qu'il en éprouve pour rentrer dans l'ordre physiologique. Exemple : le froid, dans les lésions traumatiques. La sensation éprouvée par le malade est l'un des guides les plus sûrs pour l'emploi méthodique de cette médication. — Un intestin demande à tout prix une évacuation ; mais cet intestin est très irrité. Le praticien impatient, qui ne voit que l'indication, abuse des purgatifs, qui ne font qu'accroître l'entrave locale. Celui qui sait harmoniser le besoin et la réceptivité, lénifie premièrement les voies digestives ; puis, avec un laxatif simple, il regagne le temps perdu.

Nous avons vu très souvent les malades atteints de *miserere* réclamer, pendant des heures entières, le bain tiède chaud qui aidait beaucoup à la solution du spasme iliaque. Une fois le résultat obtenu, ce moyen eût très vite amené de la prostration.

Tous ces exemples, que l'on pourrait multiplier, doivent faire comprendre que la tolérance n'est pas une loi, mais seulement un acte transitoire de l'être pathologique.

DE LA SPÉCIFICITÉ.

Ou la maladie est un être réel juxtaposé à l'organisme ; et alors chaque agent délétère devient nécessairement le point de départ d'une spécificité morbide ; ou la maladie est un état de l'organisme lui-même, atteint plus ou moins gravement, d'une manière plus ou moins dominatrice pour ses forces vitales ; et, à ce point de vue, le seul vrai, comme nous le répétons après d'autres, la spécificité n'a plus de valeur que comme un état spécial, déterminé, mais réellement existant par la nature de certaines offenses exerçant sur l'économie une domination à laquelle elle ne peut se soustraire, pourvu, toutefois, qu'elle ait été trouvée en état de réceptivité par l'agent désharmonique. Nous allons nous expliquer :

Lorsqu'un homme reçoit un coup de sabre, on dit avec raison qu'il est porteur d'une lésion par instrument tranchant. L'esprit n'éprouve pas d'incertitude sur le classement de la lésion. Cependant, malgré cette domination brutale de l'organisme par l'agent, on ne peut pas dire qu'il y ait là une entité morbide s'appartenant à elle-même, ni une addition de quelque chose à l'organisme. C'est celui-ci altéré, mais toujours lui-même, resté seul après l'offense. Tout ce que l'on peut dire, c'est qu'il a une blessure qui porte la marque de l'agent qui a imprimé son cachet, bon gré, mal gré, sans qu'il ait pu opposer d'autre lutte que la faible résistance de ses tissus; résistance mécanique, en quelque sorte, où le dynamisme n'a rien eu à faire. Voilà l'homme lésé spécifiquement, parce qu'il n'y a pas eu possibilité que, vis-à-vis l'agent, il pût fournir assez de sa personnalité, assez de sa puissance, pour faire que la lésion ait été un peu autre que ce qu'elle eût été sur des tissus semblables aux siens et privés d'une grande partie de leurs forces dynamiques. Dix hommes ont eu la même offense; et moins l'intensité du désordre proportionnel à la résistance un peu variée des tissus offensés, les dix altérations ont été les mêmes. Ces dix hommes étaient les plus différents possible, et ils sont tous dix semblablement altérés. Le *species* est le même et non un autre. Voilà de la spécificité, ou le mot ne répond à aucune idée vraie.

Nous avons pris l'un des agents dominateurs par excellence. Changeons :

Ces dix mêmes hommes, comme nous les avons supposés et placés depuis longtemps, *in extenso,* dans les mêmes conditions hygiéniques, se jettent dans l'eau froide, ayant le corps en sueur. Après deux ou trois jours de malaise (où on surprendrait à tour de rôle la concentration et la réaction plus ou moins latentes), cinq d'entre eux rentrent dans l'ordre; le sixième a un coryza, le septième une bronchite aiguë, le huitième une diarrhée à forme bilieuse, le neuvième une pneumonie, et le dixième un rhumatisme articulaire suraigu. Cet exemple, qui est élémentaire, et que nous recherchons par là même, nous donne l'appréciation, par sa variété, de la conduite de l'organisme vis-à-vis ce qui n'est que partiellement dominateur de ses puissances. La personnalité de l'agent, si l'on peut parler ainsi, subit à son tour, malgré sa nocuité sur l'organisme, la personnalité de ce dernier. Avant que le coryza, le rhumatisme, ou la pneumonie aient éclaté, il a pu exister sur divers points des défenses considérables et variées, et les sujets n'ont dû être vaincus que lorsque, leur puissance de réaction étant diminuée par des concentrations successives, ils ont succombé par celui de leurs organes le plus faible en tout temps ou seulement dans le moment de la surprise de l'agent. Il n'y a certainement pas là de spécificité parce que l'organisme offensé s'est, en quelque sorte, assimilé l'offense. Il a pu devenir altéré d'une façon ou d'une autre, mais non d'une façon seulement, bon gré, mal gré. — C'est l'opposé de la spécificité.

Est-ce à dire, alors, que là où il y a combat, il n'y a pas spécificité, et *vice versa*. C'est en partie cela, mais pas néanmoins d'une manière absolue.

Si le combat a puissance pour déformer l'offense, il y a une spécificité très dégradée et d'autant plus dégradée que l'offense est plus noyée dans le courant physiologique; car la spécificité est essentiellement dominatrice. L'empreinte du cachet spécifique sur l'organisme peut présenter des variétés, mais ces variétés ne sont que cela sans destruction du type générateur. La variole non pareille d'un million d'hommes est toujours la variole. C'est une famille qui a des parentés, mais non une parenté rigoureuse. La varioloide et la varicelle ne sont, probablement, que des enfants dégradés du type varioleux; elles ne font que compléter la famille sans en sortir.

Mais outre la spécificité vraie communiquée à l'organisme par la spécificité de la cause agent, il y en a une autre qu'il ne faut pas oublier, quoique, par le fait, elle soit très dégradée.

Dix hommes ont du rhumatisme. Les formes en sont, chez tous, très différentes; mais le type est le même. Leur organisme présente une empreinte qui est non égale, mais semblable. Tous ont passé par le froid plus ou moins saturé d'humidité. Mais il est prouvé que cette dernière cause, assimilée morbidement par l'organisme, peut développer en lui et avec lui toute autre chose, sans ressemblance parfaite avec le type. Il faut donc qu'à la spécificité non absolue de la cause, à sa spécificité dégradée comme puissance délétère, se surajoute une aptitude analogue dans ces dix organismes pour que l'assimilation morbide devienne semblable. Ce sont, par le fait, deux générateurs imparfaits, l'un organique, l'autre étranger, qui en se réunissant forment un type. Mais, en raison de cette spécificité tronquée, il n'y aura jamais, entre ces dix rhumatisés, identité; il n'y aura que plus ou moins de similitude. L'altération qui a nécessité un agent spécial et une réceptivité spéciale n'est essentielle que par le fond, la forme pouvant être excessivement variable. Celle qui découle d'une domination inexorable de la part de l'agent (pourvu que ce dernier soit reçu); celle-là est rigoureuse quant au fond et laisse toujours d'elle, même dans la forme. La syphilis ne produit que la syphilis, et le vaccin que l'éruption vaccinale. Mais, dira-t-on, l'organisme est parfois réfractaire; c'est qu'alors il n'y a pas réceptivité. Or, un poison sans réceptivité n'est plus un poison.

On s'explique facilement pourquoi dans les grandes épidémies, malgré les variétés de forme, il y a autant de ressemblance dans le fond, avec une unité plus absolue, que dans les maladies sporadiques. C'est que tous les sujets sont préalablement fatigués dans le même sens par la cause agent qui, à un moment donné, donne son dernier coup et son empreinte d'une manière plus uniforme.

En considérant l'élasticité mutuelle de la domination des agents délétères et de la résistance individuelle ; en considérant les aptitudes changeantes de l'organisme et par suite sa réceptivité, qui est elle-même un produit complexe, la différence des tissus, etc., serait-il irrationnel d'y chercher, tout à la fois, la raison de cette irruption subite des diathèses à des moments donnés, leur existence latente pendant des périodes assez considérables, et, d'autre part, ces métamorphoses diathésiques où tous ces éléments sont appelés à jouer leur rôle distinct et uni?

CHAPITRE VII.

DE QUELQUES ÉTATS PATHOLOGIQUES. — LA MALIGNITÉ. — LA FAIBLESSE IRRITABLE. — DU MODE D'ACTION THÉRAPEUTIQUE.

Toutes les fois que la richesse nerveuse et la richesse sanguine se trouvent fortement déprimées et violemment désunies dans leurs synergies les plus essentielles à la vie, la *malignité* peut éclater dans l'organisme. L'extrême variété des conditions dans lesquelles peuvent se trouver mutuellement ces deux forces et leurs organes, la cause de leur désunion, son intensité, la fiévre ou l'apyrexie concomitantes etc., toutes ces variantes constituent à cet état pathologique une multitude de nuances qui doivent se réfléter dans le traitement après avoir été étudiées par l'observateur.

Lorsque cette désunion est excessive et incompatible avec la vie, elle produit forcément la *malignité*. Lorsqu'elle n'existe qu'à des degrés où la vie est possible, il faut, généralement, qu'une cause aggravante plus ou moins brusque vienne mettre en acte cette désunion latente.

La mort amenée par la peur, par une hémorrhagie très active, un certain nombre d'agonies à la suite de maladies de tout genre, nous offrent le rudiment de la *malignité* produite, en quelque sorte, par la simple soustraction de la richesse physiologique. L'état convulsif qui se produit alors comme scène terminale de de la vie est un acte *ataxique,* c'est-à-dire le produit de forces qui n'ont plus ni ton ni synergie ; mais, en outre, c'est un produit vicieux des forces et des organes principes, au contraire de cette ataxie partielle que l'on rencontre à chaque pas, soit dans de pures déviations nerveuses, soit comme acte sympathique dans des affections nombreuses. De là, comme tout le monde le sait, la différence entre *l'ataxie simple* et *l'ataxie maligne.* Il peut y avoir, et cela a lieu très souvent, ataxie sans malignité ; mais il est fort difficile et presque impossible que la malignité existe sans une certaine ataxie.

Tout agent assez puissant pour sidérer le système nerveux ou empoisonner le système sanguin, et par conséquent empoisonner ou sidérer l'un par l'autre, peut devenir un agent producteur de cet état grave. Mais sauf quelques cas assez rares où la cause forcément dominatrice entre de force dans l'organisme, il y a ordinairement, comme dans presque toutes les maladies, alliance de causes agissant sur un ensemble de prédispositions existantes dans le sujet patient. De là, nous le répétons, des formes multiples avec un caractère permanent, la désunion des forces mères dont l'union constitue la synthèse vitale.

La dépression des forces, malgré son intensité, ne

suffit pas, — si elle est harmonique, — pour la constitution de cet état ; témoin l'extinction tranquille
des deux forces à la période sénile, et la vie pénible,
plus ou moins ataxiée seulement de l'anémique.

Il existe, de plus, des agents qui ont le triste privilége, tout en dissociant les forces, de les déprimer
d'une manière toute particulière : agents qui appartiennent soit à la vie affective, soit à la vie organique.
Parfois l'agent du haut et celui du bas s'unissent pour
attaquer la vie et procréer à deux, pour ainsi dire, ce
qu'eût été impuissante à produire leur nocuité isolée.
La terreur en temps d'épidémie est un exemple de
cette désunion et de cette dépression (par cause double), tendant à la malignité.

On donne depuis longtemps le nom d'agents *septi-
ques,* c'est-à-dire corrupteurs, à tous ces agents violents qui, non tolérés par les fluides vitaux, y produisent plus ou moins violemment la dissociation de
leurs éléments. Les poisons et venins subtils sont au
sommet de cette classe d'agents délétères. La multitude d'agents placés au-dessous et la grande variété
des réceptivités individuelles nous donnent l'idée de
l'intensité et du mode des différentes affections malignes et de la difficulté de leur traitement.

Cette question de la malignité, et par là même de la
synergie, nous engage non à traiter, mais à essayer
quelques mots sur une autre question corrélative qui
est loin d'être claire pour tous les esprits.

Que doit-on entendre par *forces dites radicales,* ap-
pelées par d'autres *force de résistance?* Existe-t-il une
différence entre ces forces et ce que l'on appelle *force*

d'assimilation, laquelle n'est qu'une force seconde et complexe.

Nous allons encore nous servir d'une comparaison tirée de l'âme dont le corps, dans l'analogie de ses lois et de ses harmonies, est l'image et le symbole.

En psychologie, surtout en psychologie saine, on reconnaît que l'âme a d'autant plus de puissance pour faire ses actes vrais et dans le sens du bien que ses forces distinctes, mais unies, sont moins égarées dans la *dispersion*[1]. Il faut que l'âme soit rassemblée, ramassée dans l'unité pour rayonner hors d'elle-même et aimer dans l'ordre, c'est-à-dire faire sa vie complète. Par exemple, si elle ne fait que penser, même dans l'ordre, cet excès dessèche le cœur et le rend aride. Si elle veut aimer sans lumière, elle se passionne; mais sa passion est loin d'être toujours raisonnable. Il y a en elle des forces en puissance qu'il faut rendre effectives; et ces forces n'arrivent à être complétement effectives que lorsqu'elles échappent à la dispersion.

L'homme corporel bien constitué primitivement, qui se développe, amasse, rénove et produit dans l'ordre; l'homme chez lequel la vie assimilatrice, la vie sensible et la vie motrice opèrent harmoniquement au moyen de toutes leurs forces et de tous leurs

---

[1] Nous avons été aidé dans ce point de vue par la lecture du remarquable ouvrage du P. Gratry, que nous regrettons de n'avoir connu que sur la fin de notre travail. Seulement, en constatant une certaine conformité entre nos pâles conceptions et celles si lumineuses de l'éminent psychologue, nous nous sommes démontré, une fois de plus, combien facilement, dans les esprits de diverse puissance, les mêmes vérités principes poussaient à la même unité scientifique.

organes; celui-là est en voie de réaliser le plus de forces radicales possible parcequ'elles sont employées par l'organisme rassemblé et régulièrement développé. Toutes choses égales d'ailleurs, cet homme devenu malade accusera plus de résistance que celui qui, depuis longtemps, aura dispersé ses forces en les concentrant sur un point ou en les employant partout sans ordre. Ce dernier aura peu de forces radicales. Il pourra posséder, peut-être, une certaine puissance quelque part, celle d'assimilation par exemple; mais le produit en sera concentré sans répartition efficace pour le reste de l'organisme. Son système nerveux pourra être faible; sa vie sanguine pourra succomber promptement parce qu'elle ne possédera peut-être que la quantité humorale et non la qualité qui, d'une part, tient à l'être; et qui, d'autre part, est perfectionnée par la rénovation et le mouvement. En un mot, la force de résistance est constituée par les forces radicales, lesquelles ne sont autre chose, en réalité, que les grandes forces princières de l'organisme vivant dans l'unité et dans la synergie.

C'est ce qui fait qu'un homme sans prédominance et sans supériorité apparentes, mais qui porte dans son organisme physiologique l'ordre et l'harmonie, pourra être très résistant sans avoir rigoureusement une force assimilatrice très supérieure, tandis qu'un autre sujet, ayant en exubérance cette dernière, pourra, — nous ne dirons pas devra, — par le fait d'une concentration ou d'une dispersion déjà ancienne, voir cette puissance, devenue inactive en lui à un moment donné, lui être à charge en raison de cette concentration morbide plus facile sur des organes d'une suractivité élective. Ce n'est pas à dire que tout homme d'une force d'assimilation puissante sera faible partout ailleurs. Loin de là, surtout si la vie assimilatrice a conservé tous ses biens réguliers avec les grandes forces de l'organisme. Si on veut bien l'examiner, on voit que la force ou plutôt la vie assimilatrice n'est elle-même qu'une force complexe qui se sert des autres pour constituer des produits qui, à leur tour, deviennent le substratum physico-chimique des forces principes.

Du reste, les nombreuses variantes complexes suivant lesquelles se développe l'harmonie organique nous donnent la raison de ces vitalités individuelles puissantes dans la lutte, ou, d'autre part, faciles à tuer, que l'on rencontre tous les jours dans la pratique médicale. Rien de si facile à abattre, parfois, que ces gros mangeurs qui ruissellent de pléthore humorale ; et rien, parfois, de plus résistant que ces hommes secs, comme on le dit vulgairement, qui n'ont jamais abusé de rien ou qui, après quelques abus déterminés, se sont remis à vivre dans l'ordre.

DE LA FAIBLESSE IRRITABLE.

Il y a dans la science médicale, comme dans toutes les autres, un certain nombre de vérités partielles qui portent avec elles leur danger lorsqu'elles sont envisagées d'une manière trop absolue, mais qui sagement enchaînées constituent la vérité doctrinale ou unitaire. Absolument comme dans une maladie un grand symptôme ne doit devenir, tout en dominant la scène, qu'un grand moyen de repère semeiotique pour arriver au complément du diagnostic et à l'unité thérapeutique ; de même les vérités générales, qui ne sont elles-mêmes que des synthèses partielles, ne deviennent que de grands anneaux inutiles, lorsqu'il leur manque le lien de la généralisation.

La faiblesse irritable, cette grande vérité de la science pratique, est une de celles qu'il faut savoir parfaitement analyser pour en connaître tous les éléments de détail, et en faire un des anneaux solides de la grande chaîne qui établit un courant logique entre la vérité théorique et la vérité pratique ; deux sœurs jumelles qui ont une mère commune et qui ne diffèrent entre elles que comme l'acte diffère de l'idée qui le génère.

La faiblesse irritable n'est ni la prédisposition, ni la diathèse, ni une maladie ayant parcouru son évolution. Elle peut se trouver, parfois, le corollaire de la première, l'accompagnement de la seconde, l'auxiliaire et la conséquence de la troisième, etc. ; elle possède avec chacune des rapports plus ou moins affines, plus ou moins stables ou instables ; mais elle n'est ni l'une ni l'autre. Elle a, avec chacune d'elles, des différences essentielles, qu'il serait oiseux de parcourir parce qu'elles se comprennent d'elles-mêmes. Tout ce que l'on peut dire comme appréciation sommaire, c'est qu'elle constitue un grand état tout à la fois physiologique et pathologique : toute prête à rester neutre, si l'on peut parler ainsi, à diminuer et même parfois à disparaître si elle est sagement combattue ; toute prête, d'autre part, à ouvrir la scène à de grands désordres pathologiques. Tantôt alliée à une santé suffisante ; tantôt la compagne de toute la vie d'un sujet faible, étiolé et excitable ; tantôt la période de terminaison prompte ou chronique d'une maladie grave : état intermédiaire entre la santé et la maladie sans être ni l'une ni l'autre, elle devient la cause de certains désordres d'une nature spéciale, comme la force irritable, son opposée, ouvre la porte à la phlogose. — La nombreuse série des désordres de la menstruation, dont la faiblesse irritable est si souvent la base et le point de départ, nous fournit un exemple à l'appui de ce que nous avançons. Du reste, cet état mène d'autant plus sûrement à un état pathologique qu'il est par lui-même un grand écueil à la synergie physiologique.

L'étude des névroses et des névralgies, ces deux types essentiels qui ont entre eux une parenté si affine, nous paraît devoir être singulièrement aidée par la considération de cet état *un*, mais composé de deux éléments dont la prédominance de l'un ou de l'autre a un effet particulier dans les états pathologiques auxquels il s'allie. Quoique les viscères paraissent un peu plus disposés à la névrose qu'à la névralgie, ce qui tient peut-être à la vie plus silencieuse de leur système nerveux, il paraîtrait assez probable que la névralgie n'est qu'une exaltation intense de l'irritabilité nerveuse qui ne serait dans la névrose qu'à une exaltation plus rudimentaire. Ce qui semblerait le prouver, ce serait, à un moment donné, l'apparition fréquente de symptômes cardialgiques ou entéralgiques chez des malades atteints de névroses de l'estomac ou d'hypocondrie avec spasmes et flatulences. La névrose hystérique a également ses degrés, ses modalités et ses intensités. Un très grand nombre de femmes dépréciées nous ont très souvent présenté, à de courts intervalles et à tour de rôle, des accidents purement névrosiques du côté du cœur ou des névralgies assez intenses de cet organe.

Si cette manière de voir n'est pas encore prouvée rigoureusement et acceptée par tous les médecins, elle paraît assez bien reçue, vu qu'elle est énoncée par plusieurs. Or, nous le répétons, dans l'étude et le traitement des névropathies, le discernement clinique de la faiblesse et de l'irritabilité qui lui est adjointe devient une condition essentielle du résultat thérapeutique.

DU MODE D'ACTION THÉRAPEUTIQUE.

Tout ce qui a été dit doit nous servir pour jeter quelque lumière sur une question vivante, celle de l'action intime des médicaments ou du mécanisme thérapeutique.

La vie de la chair est dans le sang; il ne faut pas oublier cette grande vérité. Car, si le sang n'est pas sensible, dans le sens que nous avons dit plus haut, la communion nervoso-cardiaque, l'embrassement des forces et des organes n'existent pas, et la vie ne se conçoit plus.

Mais si le sang est sensible par l'émanation nerveuse (peu importe le mot), qui le pénètre et qui l'inonde, il ne faut plus s'étonner que des médecins viennent dire : il faut que l'homme soit touché dans son sentir, — son sentir viscéral, — pour qu'il soit médicamenté, *sine qua non*. On ne peut entrer trop avant dans cette conception de l'embrassement des deux grandes forces organiques ; car, si on n'arrive pas jusque là, on attribue l'acte thérapeutique plutôt à l'une qu'à l'autre, tandis qu'il appartient aux deux forces unies et se faisant une.

Mais alors c'est à cette sensibilité, qui anime le sang, que s'adressent en dernier ressort toute action et tout médicament. C'est par elle que le sang sent une substance, lui donne ou lui refuse l'entrée en lui, qu'il s'en laisse pénétrer de telle ou telle façon, qu'il la rejette, qu'il la vitalise ; c'est par elle qu'il agrandit sa chaleur ou qu'il languit sous l'attouchement qu'il subit.

Lorsque l'homme physiologique sent vivement, assez vivement et assez efficacement pour ne pas pouvoir refuser ce sentir, il se trouve, momentanément du moins, dans un état autre qui peut s'établir d'une manière plus persistante si le sentir continue. Or, le changement d'état est la base de toute médication, comme il peut, du reste, devenir le point de départ d'une dégradation physiologique. *Contraria contrariis,* vous substituez un état opposé au premier qui était mauvais, un état légèrement atonique à un état de sur exaltation. C'est presque la santé, il n'y manque plus qu'une correction. *Similia similibus*, vous créér un état semblable à l'état morbide; mais ce semblable n'est pas lui, c'est un autre qui est réellement différent, mais qui vaut mieux, et dont la nature et l'art peuvent tirer parti. Vous guérissez une passion par une autre; c'est bien là un exemple de la médication substitutive; mais, à vrai dire, ces deux passions ne sont semblables que par le genre, l'amour ou la haine par exemple, mais non par l'espèce. Dans le même individu un état morbide n'a point de synonymes rigoureux, il n'a que des semblables ou des analogues. Si l'état nouveau procréé par l'art est plus modifiable que l'état morbide primitif, la médication est vraie. Tout médicament doit donc avoir pour résultat de son action intime un changement d'état. Or, en changeant fortement la sensibilité viscérale, par exemple celle du sang, on tend à changer, par contre-coup, sa chimie vivante; comme, du reste, il faut bien le reconnaître également, toute substance introduite chimiquement dans le sang va droit à sa sensibilité. Parfois, c'est elle qui commence, tandis que dans d'autres cas elle n'est touchée qu'en second lieu. En définitive, quelque soit le point initial, il faut toujours que la sensibilité soit touchée convenablement pour que la médication ait lieu. Voilà pourquoi, chez les convalescents dont le système nerveux est très déprécié, la reconstitution générale ne marche pas toujours avec la quantité humorale. Que les thérapeutes ne désunissent pas les deux puissances dans leur acte synthétique, et ils ne discuteront plus leur priorité dans l'acte médicateur. La vie physiologique meurt-elle à l'état pathologique ?

Dans toute maladie, il y a, outre l'altération de l'organisme, l'état particulier sous lequel elle se présente. Etat mobile, élastique, dont l'appréciation exacte demande plus de tact que la maladie elle-même, où la science et l'étude jouent un rôle considérable ; tandis que *l'état*, proprement dit, réclame un jugement plus fin, plus délicat, qui complète le talent du praticien. L'état peut changer souvent dans le cours de la même maladie, ce qui, du même coup, change ou du moins modifie la médication.

CHAPITRE VIII.

ESQUISSE D'UNE CLASSIFICATION NOSOLOGIQUE.

Un grand nombre de praticiens ont, de tout temps, reproché aux classifications nosologiques de leur être d'un faible secours dans l'étude clinique. Nous avouons même avoir été un moment de ce nombre. Mais c'est là une erreur.

Si on prend les classifications à la lettre, il est de fait qu'elles peuvent gêner le travail clinique pour cette raison si connue de tous, que nos maladies sont le plus souvent un état pathologique complexe, mal circonscrit, surtout en apparence, dont les causes sont souvent fort difficiles à apprécier dans leur valeur et leur ensemble; difficulté qui se retrouve également dans la part qui revient à l'individualité.

Mais il faut considérer que nos classifications ont souvent été édifiées sur de fausses idées doctrinales; que les meilleures étaient souvent très imparfaites; et que, d'autre part, elles ne sont faites que pour guider le praticien et lui fournir un point de repère sans l'étreindre dans un cercle de fer.

Une classification nosologique n'a de valeur que

par la vérité des idées doctrinales qui en sont la base naturelle, comme elle en est elle-même la conséquence et le résumé.

La maladie étant une résultante organique où opèrent deux générateurs d'une puissance et d'une résistance élastiques, il importe que dans un tableau nosologique les places saillantes soient réservées tout à la fois à la cause agent et au sujet touché dans son dynamisme et ses organes. Ces derniers étant eux-mêmes composés de tissus variés qui ont leurs lois spéciales de texture, cette seconde classe doit être représentée également; puis enfin, en troisième lieu, la forme accessoire, mais quelquefois fort importante, sous laquelle se révèle l'offense faite aux tissus, aux organes et aux forces. De plus, comme il y a un lien entre toutes ces choses, il faut qu'une maladie définie, c'est-à-dire extraite comme un échantillon de la classification, reproduise dans un accord parfait la nature de la cause ou des causes, le ton des forces et des organes, la lésion des tissus avec la forme variée sous laquelle elle se manifeste; et que de cette dernière on puisse, en remontant la chaîne, revenir aux termes supérieurs.

Essayons de nous expliquer d'une manière moins abstraite :

Nous savons d'abord, par une observation non contestable, que nos organes et leurs forces sont à chaque instant exaltés, irrités, abaissés et déviés dans leur sensibilité et leur force sanguine. Nous savons, d'autre part, que les agents désharmoniques à notre organisme, soit d'une manière absolue, soit à un moment donné, exercent sur lui une domination qui va tantôt jusqu'à offenser la sensibilité seulement, ou le sang, d'autre part, en l'altérant, et souvent l'un par l'autre.

Ce qui doit tenir le premier rang dans une classification, c'est donc le résultat de l'offense de l'agent sur les deux grandes richesses de l'organisme, l'altération ou la non altération du sang, par exemple, ou son altération peu sensible; car, si on veut bien y faire attention, un sang excité par une grande fatigue ou par une violente émotion est, pour le moment du moins, un sang qui présente une altération passagère.

Les trois classes de maladies qui nous paraissent logiques seraient les suivantes :

PREMIÈRE CLASSE.

Abaissement des forces et de leurs organes,
Exaltation des forces et de leurs organes, } par perturbation physiologique,
Déviation des forces et de leurs organes, } sans altération sensible du sang.
Changements d'états, simples ou combinés,

Expression de la maladie sous la forme de fluxion, congestion, flux, hémorrhagie, etc.

DEUXIÈME CLASSE.

Altération du sang avec { abaissement, exaltation, déviation : des forces et de leurs organes, etc. } Agents physiologiques, ou non, d'un effet délétère non rigoureux et indéterminé, permettant plus ou moins la résistance de l'organisme.

Expression de la maladie sous la forme de fluxion, congestion, flux, hémorrhagie, etc.

TROISIÈME CLASSE.

Lésions traumatiques,
Lésions par intoxication directe, } ou lésions brutales de l'organisme.

On comprend très bien que le ton des forces et de leurs organes étant quelque chose de très élastique dans la même maladie chez le même individu, le grand caractère que l'on doive chercher à établir en principe, c'est l'altération ou la non altération du sang, son empoisonnement affirmatif ou négatif; car le sang peut être altéré par la réception de substances délétères, ou il peut l'être par la négation partielle ou la perversion des siennes propres sous l'excitation de violentes perturbations physiologiques. Une des plus belles études que l'on puisse faire à notre époque médicale est celle des altérations diverses du sang; altérations qui relèvent de l'examen physico-chimique et de l'examen clinique qui s'aide du premier et le perfectionne. En se faisant le noble assistant du clinicien, le chimiste-médecin a un rôle assez magnifique pour n'être pas obligé de demander à sa science ce qu'elle ne peut donner.

Les deux premières classes ne sont nullement circonscrites d'une manière mathématique. Ainsi, la chlorose peut aussi bien être regardée comme un changement d'état spécial du système nerveux que comme une altération du sang; car elle est l'une et l'autre, autant l'une que l'autre. Souvent, en modifiant la sensibilité viscérale, on ramène le sang à son état normal, et on ne peut obtenir ce résultat d'une manière chimique pure. Nous ne le croyons pas.

On peut, à la première classe, rattacher les grandes familles suivantes : névroses, rheumatoses; quoique, dans une foule de cas, ces grandes altérations aient des affinités avec la seconde classe. Il existe en médecine un grand nombre de parentés morbides qui sont tout à étudier. Leurs produits complexes grossissent les difficultés de la théorie et de la pratique.

A la première classe appartiennent également toutes les phlegmasies saines, les congestions ayant le même caractère, les atonies simples, certains flux et certaines hémorrhagies.

A la seconde classe appartiennent les phlegmasies fausses ou malsaines, c'est-à-dire sous l'excitation et la dépendance d'une altération du sang, les pyrexies, la grande famille des typhoïdes, les fièvres éruptives avec ou sans malignité, la maladie charbonneuse avec ses congestions malsaines, un grand nombre de flux et d'hémorrhagies. Nous croyons qu'il y a dans les nombreuses variantes d'altérations du sang des différences très considérables eu égard à leur nature, leur bénignité et leur malignité. Ainsi, par exemple, depuis l'éruption ortiée, qui pourrait bien n'être qu'une simple fermentation chimico-vitale du liquide sanguin produite soit par les vices de la nutrition alimentaire ou hématosique, soit par les deux vices réunis; depuis, disons-nous, cette altération simple, se guérissant par la seule force des éliminations naturelles, aidées ou non par l'art, jusqu'à la *peste* qui pourrait bien être comparée à l'empoisonnement charbonneux porté à sa plus haute puissance, il y a des variantes innombrables quant à la nature, à l'intensité, au mode et à la forme.

La sensibilité pouvant être lésée seule pendant un temps en raison de sa vie plus immédiate avec la vie intime de l'âme, avec la vie passionnelle et sensorielle, les névroses constituent nécessairement une grande famille qui, quoique se rapportant à la première classe, peut, dans certains cas, contracter des affinités avec la seconde, la continuité des perturbations nerveuses conduisant souvent à une modification du sang.

A la seconde classe appartiennent toutes les altérations du sang, pyrétiques ou apyrétiques, les diathèses, les maladies virulentes, etc.

Quant aux affections cutanées, elles ne peuvent constituer une famille qu'autant que telle ou telle forme est rigoureusement liée à un fond spécial, dont elle est l'appoint, pour ainsi dire, nécessaire : dans le cas contraire, elles ne sont que la forme changeante de maladies diverses. — Ne pas regarder, dans un grand nombre de cas, l'affection cutanée comme la dépendance d'un état interne ; nier l'effort éliminateur de la nature infériorisée, mais encore médicatrice, c'est briser le parallèle qui existe entre l'état physiologique et l'état pathologique ; comme si la peau n'était pas toujours chargée de continuer, à l'état morbide, ce qu'elle fait à l'état sain, c'est-à-dire une grande partie de l'élimination de l'organisme.

En Afrique, les Arabes profitant, d'instinct, du bénéfice du climat, traitent ainsi leurs chevaux farcineux qu'ils usent jusqu'à la corde au lieu de les abattre : tout en conjurant très souvent et fortement, par la cautérisation actuelle, les lésions locales, ils nourrissent convenablement et ne craignent pas, comme toujours, d'user amplement des animaux malades, se trouvant ainsi, probablement sans le savoir, obtenir la plus grande rénovation humorale possible, celle qui découle de la nutrition, de l'aération et du mouvement. La facilité de guérir par les sudorifiques, dans les pays chauds, les syphilis rebelles dans nos pays froids ou tempérés, devrait faire estimer à un plus haut degré la crise cutanée bien conduite dans les maladies.

Du reste, nous le répétons, ces divisions ne doivent être prises que pour ce qu'elles valent en réalité, parce que les diverses modifications de l'organisme perturbé sont loin d'être toujours circonscrites. Ainsi, s'il est des maladies qui sont, par nature, rigoureusement et toujours dépendantes d'une altération grave du sang qui en fait la base, dans d'autres cas, il existe de simples perturbations physiologiques qui, dans certaines circonstances seulement, conduisent à ce résultat. L'altération est alors secondaire, quelle que soit son importance ultérieure.

Ce sujet élastique est beaucoup plus large qu'il ne paraît, et il est d'une immense importance pour le clinicien philosophe de savoir discerner théoriquement et pratiquement le caractère dynamico-humoral des maladies. C'est dans ce point d'intersection que l'on voit la physiologie vraie gouverner la pathologie et la thérapeutique.

Prenons un exemple : La maladie de Bright, amenée le plus souvent ou presque toujours, à notre avis, par une suite d'attouchements désharmoniques, l'humidité froide longtemps continuée sur un organisme ordinairement déprécié d'une manière spéciale; la maladie de Bright, commençant par une simple mais large perturbation physiologique, nous paraît arriver jusqu'à l'altération du sang troublé dans ses grandes éliminations naturelles et donner naissance, par là même, à ces déviations ou congestions sub-aiguës, énales et autres.

Comme le fait très bien remarquer le docteur Rolland [1], en s'appuyant sur les explications de M. Marchal de Calvi, « lorsque l'albumine du sang, quelle
« qu'en soit la cause, vient à fluer avec l'urine, le sé-
« rum, perdant ainsi son moyen d'union au reste du
« fluide sanguin, s'épanche dans le tissu cellulaire et
« les cavités séreuses. Qu'une circonstance donnée
« ou purement idiosyncrasique fasse affluer le sang
« au cerveau, des phénomènes convulsifs, comato-
« convulsifs, pourront en être la conséquence, parce
« qu'il aura laissé exsuder la sérosité qu'il renferme
« dans la cavité de l'arachnaïde, dans les ventricu-
« les, etc., d'où résulte une compression cérébrale. »

Si la désunion des éléments du sang est d'autant plus facile qu'ils offrent moins de stabilité par le défaut de *consensus* nervoso-sanguin, il est facile de s'expliquer, d'abord, jusqu'où peut conduire une violente perturbation physiologique ; ensuite, pourquoi tel ou tel nosologiste fera prévaloir dans son esprit la valeur dynamique ou la valeur humorale, deux choses qui sont unies et essentiellement connexes.

Les antiscorbutiques, trop délaissés de nos jours, sont un bel exemple thérapeutique et théorique, par conséquent, où l'on peut étudier cette magnifique union de la sensibilité et du sang, du ton des organes et des humeurs qui relèvent de l'un et de l'autre.

Quant aux maladies que l'on a voulu décorer du nom de congestions ou d'hémorrhagies, de flux, etc., c'est véritablement prendre la forme pour le fond.

---

[1] *Moniteur des Hôpitaux*, tome VII, n° 20, 1859.

Sans doute, cette forme a une très grande valeur, d'autant plus qu'elle se lie d'une manière très serrée aux tissus et à leurs lois spéciales, à l'altération du sang et aux humeurs diverses qui y convergent et en dérivent ; puis, de là, aux forces et à la tonicité des organes, laquelle relève des forces à tel point que le symptôme congestif ou hémorrhagique répète le fond ou l'essence du mal, comme l'essence du mal qualifie le symptôme en lui donnant son adjectif et son coefficient véritable.

Que l'on prenne pour exemple l'apoplexie cérébrale, appelée par la majorité des nosologistes : l'hémorrhagie cérébrale. Cette expression, très juste ordinairement quant à la lésion, laisse cependant quelque chose à reprendre de la part du vitalisme vrai, c'est-à-dire celui qui ne se passe pas plus des organes que ceux-ci ne se passent de leurs forces.

Car, dans cette redoutable maladie, excessivement complexe, on voit, dans la majorité des cas, la force elle-même diminuer et ne plus équilibrer la quantité humorale ; l'hydrautique vivante céder petit à petit aux forces physico-chimiques par le retrait des forces vitales ; puis les désordres plus mécaniques, la compression, l'hémorrhagie avec un caractère qui se sent de la cause agent et des forces restantes ; puis enfin, la lésion avec ses composantes physico-physiologiques.

SYNTHÈSE

PHYSIOLOGICO-PATHOLOGIQUE.

Les opérations de la vie physiologique peuvent se résumer ainsi :

Réceptivité, — Assimilation, — Élimination.

But général de ces opérations :

Conservation et Rénovation.

Recevoir, assimiler et rendre au moyen d'une loi rigoureuse, l'expansion.

Ces opérations, très agrandies et très ennoblies, ont leur analogie et leur répétition dans la vie psychologique. — Elles prennent un élan nouveau dans la vie psychique, la vie intime de l'âme.

Cet ordre a sa correspondance à l'état pathologique.

Le corps, ses différents appareils, ses différents organes, reçoivent en raison d'un certain besoin et d'un certain appétit qui sont loin d'être toujours harmoniques.

De plus, les puissances de réceptivité et les puissances d'assimilation sont souvent privées de cette correspondance qui peut manquer encore entre les puissances assimilatrices et celles qui éliminent; et la rénovation bien réglée faisant défaut, la perturbation s'ensuit. C'est ainsi qu'avec des variantes nombreuses entre toutes ces désharmonies, éclosent une multitude d'états pathologiques où l'organisme se tue lui-même, parce qu'il n'a pas été conçu ou qu'il n'a pas vécu dans l'ordre.

C'est le grand point de départ des maladies personnelles, héréditaires ou acquises ; celles que l'homme se construit, tantôt sous l'oppression des misères humaines, tantôt au milieu des délices de la vie.

Pour comprendre toutes ces choses, les théoriser et les appliquer, il faut être médecin complet, c'est-à-dire connaître le conflit expérimental du corps et de l'âme, la psychologie saine, — intellectuelle et affective, — et savoir, sans dédain, descendre depuis ce degré supérieur, jusqu'à l'observation la plus minutieuse de toute matière inerte et de toute matière organisée.

Quand on s'est habitué à étudier tous ces rapports, on a agrandi son domaine, mais on a raccourci son travail; car, il faut toujours commencer sans but et sans fin le travail stérile de l'empirisme.

Voilà pourquoi il est utile d'être philosophe médical.

En médecine comme ailleurs, il ne suffit pas d'être un Sisyphe pour devenir un Hercule.

ÉTUDE

LA SUETTE MILIAIRE

ÉTUDE

SUR LA SUETTE MILIAIRE

Le grand talent consiste à généraliser le plus
possible les maladies, et à individualiser le plus
possible les malades.
(HUFELAND, *Man. de méd. prat.*, p. 66.)

Plusieurs raisons contribuent à entourer de difficultés l'étude de la suette miliaire et à la faire considérer comme n'étant pas toujours aussi une, aussi elle-même que nous le démontre l'histoire de ses épidémies. Parmi ces raisons, figurent, en première ligne, cette habitude de concomitance qu'elle affecte assez souvent à l'état sporadique; cette bénignité assez rare, qu'on lui reconnaît parfois dans ses apparitions isolées, et sa production, en apparence tout à fait artificielle, qui semble surgir d'un traitement malheureux dans certains états pathologiques préexistants.

Ces raisons et beaucoup d'autres qui se rapportent à la grande variété des traitements employés ont, dans l'esprit des praticiens, singulièrement diversifié l'idée théorique et ses corollaires thérapeutiques.

Or, s'il est indispensable que le médecin cherche

autant que possible à se constituer sur les grands actes morbides une théorie d'ensemble, qui imprime à sa thérapeutique une direction unitaire sous une variété intelligente, c'est surtout lorsqu'il se trouve en face de phénomènes instables où la puissance médicatrice semble enrayée à chaque pas et perdre sa direction primitive. La difficulté d'arriver à une conception synthétique ne doit jamais faire reculer l'observateur dans ses efforts, parce que la pratique n'est réellement efficace, que lorsqu'elle se fait l'écoulement logique d'une idée doctrinale.

Une théorie sur la nature d'une maladie peut être dite légitime et rationnelle : 1° lorsqu'elle se relie d'une manière directe avec la physiologie; 2° lorsqu'elle englobe logiquement tous les faits et tous les phénomènes pathologiques qui se rapportent à cette maladie, quelles que soient ses variantes; 3° lorsqu'elle laisse concorder, en accord avec la physiologie, les faits cliniques avec les causalités; et en quatrième lieu, lorsque toutes les médications reconnues déjà efficaces ou médications à venir ayant le même résultat ne heurtent ou ne heurteront en rien la théorie émise; la consolidant, au contraire, par ce lien rigoureux de correspondance qui doit exister entre la nature d'une maladie et sa médication. — *Naturam morborum curationes ostendunt.*

Dans un court mémoire sur la suette, imprimé dans la *Revue Médico-Chirurgicale* (février 1851, page 65), nous avions, à la suite de quelques observations, énoncé quelques réflexions particulières ayant trait à la symptomatologie et au traitement de cette affection. Mais ce petit travail, complétement vide de théorie générale, nous avait toujours laissé le regret de ne pouvoir arriver à un jugement plus sévère sur la nature du mal, point de départ indispensable de toute direction pratique. Quelques appréciations de Stoll, les conclusions de M. le docteur Foucart sur une épidémie dans le département de la Somme, etc., — et de nombreuses observations personnelles pendant un intervalle de quatorze années, nous permettent, aujourd'hui, d'émettre quelques propositions théoriques et pratiques, tout en reconnaissant d'avance certaines lacunes qui, du reste, ne nous paraissent pas, dans l'avenir, devoir nuire aux vues d'ensemble que nous voulons énoncer sur cette maladie qui tend à se généraliser dans certaines localités.

Quoique les termes d'une définition ne puissent être reconnus vrais que par la discussion, nous demanderons au lecteur la permission de l'établir *a priori*, sauf à en constater la justesse dans la suite de ce travail. — Ceci posé, nous dirons que la suette miliaire est une fièvre maligne à forme éruptive, ayant pour point de départ une altération du sang (primitive ou secondaire) ; pour expression caractéristique, l'ataxie des centres nerveux de la vie organique, et pour point principal de décharge, l'appareil cutané.

Avant d'aborder l'exposition des faits cliniques, nous ferons d'une manière sommaire un examen de ce que l'on doit entendre, en science pratique, par altération du sang dans les maladies.

Toutes les fois qu'il existe dans ce fluide vital une pauvreté ou une richesse insolite de ses éléments normaux, il y a évidemment une altération. Mais cet état vicieux étant compatible, jusqu'à un certain point, avec une certaine somme de santé, il ne vient pas à l'esprit de le désigner sous une dénomination rappelant l'intoxication ou la septicité.

Si l'on considère, en second lieu, l'action prompte, ou du moins assez active, sur l'organisme, d'agents franchement toxiques toujours intolérés par lui, quelles que soient sa résistance et la manière dont il est offensé, on reconnaîtra que ces derniers agents ne doivent point être cherchés comme point de départ de l'affection que nous étudions ici.

Mais, en troisième lieu, si l'on ne méprise pas les influences météorologiques à effet continu qui s'exercent de temps à autre sur certains organismes prédisposés, on verra que ces dernières, en agissant sur l'hématose, sur l'innervation et par suite sur la nutrition, sont capables d'apporter un immense changement dans la sanguification et le système nerveux, sa force connexe, en commençant par celui-ci, au moyen d'attouchements désharmoniques, de vicier le fluide nourricier d'une manière spéciale.

Quoique l'on ne puisse pas toujours démontrer mathématiquement le comment de cette nocuité par des agents physiologiques, cet empoisonnement *sui generis*, il est cependant impossible de le nier, et nous pensons qu'en admettant toujours pour chaque maladie épidémique des miasmes particuliers ou autres causes infectieuses réelles, on n'a véritablement pas assez apprécié les influences météorologiques qui, en agissant sur l'économie d'une manière physiologique,

mais désharmonique, produisent en elle des désordres dynamiques et humoraux qui deviennent souvent
le point de départ d'altérations futures. Loin de nous
la pensée de rejeter les nombreuses maladies engen-
drées par les effluves de toutes espèce, et par une accu-
mulation de gaz délétères s'exhalant, dans certains cas,
de concentrations et de putréfactions végétales ou
animales. Seulement, ce que nous voulons constater
et ce que nous croyons être un des points de vue vrais
pour l'avenir de la météorologie médicale, c'est que
les diverses influences qui la résument ne peuvent
être négligées, malgré l'impossibilité de les pondérer
avec cette chimie mathématique, qui revient aux
agents toxiques dont les effets sont déterminés. Pour
tout dire en un mot, à côté du miasme, il y a l'attouchement sensible et son retentissement sur la vie humorale. On arrive toujours à l'empoisonnement humoral. Seulement, le point de départ n'est pas toujours le même.

Plus un agent ou une somme d'agents opposés à
l'organisme appartiennent à la classe des agents physiologiques, plus ils sont neutralisables, tolérés ou
éliminés par lui. Leur brutalité est également relative
selon les individus. Agents tolérés par la vie chez les
uns, ils deviennent, chez les autres, l'occasion d'un
empoisonnement lent, mais spécial, qui est la résultante d'une lutte inégale entre un organisme peu
dominateur et des causes qui dépassent sa puissance
assimilatrice. Dans une époque médicale où la physiologie est si appréciée, il semblerait qu'après avoir
étudié avec un soin aussi remarquable les lésions

proprement dites, — ce dont le vitaliste vrai devrait s'applaudir, — on eût dû, en outre, ne pas autant négliger les rapports de l'organisme passif et actif, tout à la fois, avec les agents ambiants dont l'acte mathématique en lui-même, comme l'acte de toute force aveugle, a tel ou tel retentissement sur les organes animés suivant la puissance et la disposition de ces derniers.

Si nous insistons autant sur cette influence, ce n'est pas, du reste, pour la grandir au-delà de ce qu'elle vaut, mais seulement pour lui restituer sa place véritable. Le plus souvent, nous ne disons pas toujours, une maladie reconnaît des causes complexes, surtout lorsqu'elle est généralisée dans l'organisme. Nous présentons si peu les causes météorologiques, même puissantes et continues, comme influence absolue que, dans un grand nombre de maladies, elles s'allient avec des causes de sources tout opposées, des causes de psychologie affective par exemple, c'est-à-dire des émotions de la vie passionnelle et de de la vie morale, pour ébranler l'organisme. Lorsque ces causes distinctes ont un mode d'action dans le même sens, cet organisme reçoit une impulsion morbide à laquelle il offre peu de résistance. Les effets sont extrêmement variés suivant le genre d'alliance de ces causes, leur mode d'action, leur puissance et le genre de réceptivité organique. Ainsi, par exemple, les fatigues, la misère, certaines peines morales, l'hématose vicieuse, jointes à une constitution atmosphérique froide et humide, peuvent procréer des fièvres typhoïdes, tandis que des passions franchement déprimantes, la peur, des chagrins vifs, profonds et entretenus, joints à des dépressions climatériques spéciales et à certaines dépressions organiques préexistantes, favoriseront peut-être davantage la suette miliaire.

Une des raisons spécieuses qui ont fait douter de l'essentialité, ainsi que de la malignité essentielle de cette affection, c'est sa concomitance; et cela, par comparaison avec les autres fièvres éruptives qui ont la puissance de s'établir d'emblée dans l'organisme. Voici, selon nous, ce qui donne tort à ce raisonnement : c'est que la suette miliaire étant une des plus graves altérations du sang et du système nerveux de la vie organique, altération amenant une rupture violente dans l'union nécessaire de ces deux forces, réclame, pour son entrée dans l'organisme, des dépressions très puissantes qu'un agent délétère seul est ordinairement impuissant à produire. Cette rareté de dépressions multiples ayant la même tendance devient, heureusement, la cause de la rareté de l'apparition sporadique de la miliaire et surtout de celle de ses terribles épidémies. Il faut, pour ainsi dire, que d'autres affections lui fassent la main pour lui servir de prélude et accumuler préalablement dans l'économie une causalité puissante.

Avant de nous engager dans des considérations plus étendues, nous présenterons quelques observations cliniques dont la première, recueillie tout récemment, sera exposée dans tous ses détails, en raison des enseignements qui y sont contenus.

L'été de 1859 avait laissé dans la constitution médicale quelque chose de dépressif accusé par les maladies qui succédèrent à la dysenterie épidémique dont fut frappé notre pays pendant cette saison. — Les mois de novembre et décembre 1859 et janvier 1860 furent excessivement variables quant aux vents et à la température. Des froids secs et très intenses étaient promptement remplacés par des périodes assez longues de temps froids et humides où le thermomètre marquait souvent en moyenne de 2° à 5° au-dessus de zéro; température qui, dans les temps de neige, produit sur l'organisme un attouchement glacial excessivement délétère, lorsqu'il est continué.

Observation I.

Le 9 février 1860, nous sommes appelé au village de Plasne (situé sur une crête assez élevée du premier plateau jurassique), auprès de Mlle D..., 30 ans, tempérament lymphatico-nerveux, constitution moyenne, chlorotique ancienne, caractère très impressionnable. Mlle D...., nous accuse éprouver depuis le 6 de grands étourdissements, des fourmillements dans les membres depuis un mois, et un malaise général depuis un temps plus long encore. Elle habite une petite chambre glaciale où il n'existe, pour le moment, ni poêle ni cheminée.

Le 9, anxiété précordiale *sui generis*, soupirs, sueurs profuses, alternant avec des frissons très violents, terreur extrême, épistaxis, pouls passablement régulier. — Nous faisons organiser avec beaucoup de difficulté un moyen de chauffage qui, pendant quelques jours, est souvent incomplet par l'impossibilité d'obtenir une chaleur modérée et convenable.

Pr. fl. d'arnica . . . . 1 gramme.

En infusion dans eau bouillante . 80 —

Acétate d'ammoniaque . . . . . 3 —

Sir. de fl. d'orangers . . . . . . 20 —

à prendre par cuillerée dans les moments de malaise jusqu'à réaction suffisante. Sinapismes préparés avec de la moutarde récemment moulue qui excite à peine la sensibilité. Le 10, même médication, plus un vésicatoire au creux épigastrique.

Le 11, conjonctives un peu jaunes, langue pâteuse, quelques envies de vomir. — Prescription : ipeca et tartre stibié; vomissements difficiles.

Dans la nuit du 11 au 12, éruption miliaire générale, diaphorèse douce, disparition de l'anxiété épigastrique, journée passable.

Dans la nuit du 12 au 13, sommeil; puis sur le matin, le père étant dans la chambre de sa fille est pris d'un étourdissement avec paroles incohérentes. La malade, à l'instant, est prise elle-même d'accidents graves : soupirs, frissons; les yeux deviennent hagards; mais à notre arrivée nous trouvons le pouls moins mauvais que les autres accidents ne sembleraient le faire présumer; leucorrhée très abondante. Prescription : potion analogue à la première avec une légère augmentation de l'arnica et l'acétate. Un peu d'eau vineuse avec un sixième de vin, alternant avec la potion; sinapismes aux membres inférieurs.

Le 14, malaise extrême, anxiété, frissons alternant très promptement avec des chaleurs considérables, engourdissement partiel des jambes, refroidissement facile, surtout après le sommeil. Prescription : Stimulants internes et externes réservés seulement pour les moments de frisson ; eau vineuse dans les moments de malaise ; un peu d'eau panée à peine dégourdie dans les moments d'exaltation ; fabrication de deux tuniques de flanelle pour s'opposer au refroidissement du linge· mouillé pendant le sommeil. Nous apportons un grand soin à fortifier le moral, à chacune de nos visites rendues, pour ce motif, trop peu nombreuses par la distance et l'abondance des neiges.

Le 15, état un peu meilleur; pouls peu élevé et peu résistant, mais régulier; éruption assez considérable ; toujours quelques engourdissements. Depuis le 9, il y a eu encore quelques épistaxis : les conjonctives sont injectées en jaune, langue un peu sale, désir d'eau vineuse. Prescription : 0ᵉ15 de calomel à doses réfractées.

Le 16, répétition de la même dose avec addition d'une cuillerée à bouche d'huile de ricin au café; orange sucée dans les moments d'exaltation; une selle solide.

Le 17, état passable, commencement de desquammation en quelques endroits; au milieu de la poitrine un certain nombre de vésicules un peu purulentes, les autres n'étant que de simples granulations miliaires ; langue très mauvaise. Prescription : 25 grammes d'huile de ricin au café.

Le 18, quatre selles, nouvelle poussée avec agitation, pouls toujours régulier, moins de fourmillements, bouche moins pâteuse, langue un peu dépouillée.

Le 19, état satisfaisant, langue meilleure, bouche encore un peu pâteuse. La malade accuse du bien-être à chaque selle douce. Prescription : une bonne cuillerée à bouche d'huile de ricin.

Le 20, quatre selles, un peu de céphalalgie; état, du reste, satisfaisant ; éruption partielle, eau panée ou de réglisse, orange sucée, bouillon maigre.

Les 21 et 22, amélioration, besoin d'alimentation, quelques bouillons gras légers.

Les 23, 24, 25, 26, amélioration et alimentation progressives.

Depuis cette époque jusqu'au 25 mars, nous voyons très souvent la malade dont l'état général paraît bon ; les règles reparaissent. Nous nous félicitions déjà de ne pas avoir d'éruption secondaire, accident si commun dans cette affection; mais, le 25 mars, à la suite de contrariétés et de fautes d'hygiène, il survient de nouveaux malaises; sueurs profuses, seconde éruption laborieuse suivie d'une convalescence difficile. Dans le courant du mois d'août, un petit voyage, fait mal à propos, par un temps frais, amena un état catarrhal avec une légère éruption tertiaire. Guérison lente.

Observation II.

15 octobre 1855, M. P..., de Poligny, trente-six ans, tempérament sanguin, constitution forte mais dépréciée non par l'ivrognerie crapuleuse mais par l'habitude de boire journellement du vin et de la bière en quantité un peu trop élevée.

M. P... est pris d'un peu d'engouement pulmonaire lié à un état catarrhal, avec arthrite sub-aiguë d'un genou. La diaphorèse simple, quelques vésicatoires avaient amélioré cet état, lorsque, quinze jours après, apparut d'une manière insidieuse une éruption miliaire. Celle-ci acquit promptement des proportions considérables. L'anxiété épigastrique (non soulagée par les vésicatoires) et l'éréthisme cutané, avec chaleur excessivement mordicante, étaient devenus tellement pénibles que le malade réclamait à tout prix du soulagement. L'agitation devenue extrême faisait craindre une terminaison funeste; et malgré le préjugé et les reproches, en cas d'insuccès, après avoir fait approuver notre médication par deux confrères, nous faisons, en notre présence, placer le malade dans un grand bain [1] gélatineux tiède à 30°; température

---

[1] Nous ferons remarquer, à propos de cette température de 30°, que certains fébricitants ont besoin, pour satisfaire à l'indication du bain tiède, d'une chaleur non déterminée qui ne doit se régler que sur la sensibilité, avec des tâtonnements convenables. L'extrême facilité dans la rétrocession de l'exanthème miliaire, la calorification très instable, *intus et extra*, rendent parfaitement compte de cette tolérance d'une température qui serait peut-être moins bien supportée dans une scarlatine ardente.

qui fut trouvee la plus agréable pour la sensibilité de
la peau. Au bout d'une heure, nous faisons replacer
le malade dans une couverture de laine très douce et
chaude; nous administrons de deux à trois centigrammes d'extrait gommeux d'opium; et nous fûmes
témoin d'un soulagement extraordinaire. Un doux
sommeil survint; l'anxiété disparut en grande partie;
l'éruption se continua encore assez longtemps avec un
nouveau bain très court donné quelques jours après;
bain dont l'effet fut moins brillant, parce que la chaleur sèche et mordicante de la peau avait notablement
diminué.

La convalescence fut très longue en raison d'accidents de toute espèce, qui compromirent l'éruption,
et en raison d'un certain nombre d'éruptions partielles.

Observation III.

Mig...., cultivateur à Miéry, constitution forte, tempérament bilioso-sanguin, quarante ans.

Le 25 juillet 1847, cet homme est atteint d'un point
pleurétique sans crachats sanguinolents; seulement, la
langue est saburrale, avec envies de vomir : pleurésie
bilieuse de Stoll bien caractérisée. Quinze sangsues
loco dolenti; puis, 0 gram. 08 centigrammes de tartre
stibié en lavage qui amènent quelques vomissements
et quelques évacuations alvines. Le malade entre assez
franchement en convalescence, sauf une inquiétude
particulière qui ne l'a pas quitté durant sa maladie.

Pendant cinq à six jours, nous ne suivons pas le

malade qui habite la campagne ; il commence à prendre quelques bouillons avec appétit, lorsque le 11 août, seize jours après le début du mal, on vient nous chercher en toute hâte, à six heures du soir. Nous trouvons le malade dans une agitation extrême ; la peau qui est brûlante se couvre presque à vue d'œil d'une éruption excessivement abondante, au milieu d'un violent délire qui vient compliquer la scène. A midi, il était encore assez tranquille. Prescription : vésicatoires camphrés aux extrémités, larges cataplasmes, émollients tièdes sur toutes les parties supérieures, pour chercher à tempérer cette âcreté brûlante de la peau qui est en travail trop énergique.

Les parents s'étaient refusés à l'emploi de lotions tièdes, indiquées par quelques médecins de l'école de Strasbourg dans cette circonstance. Continuation de l'accès qui emporte le malade à deux heures du matin. Avec un entourage plus docile, les lotions et surtout le grand bain eussent pû devenir aussi avantageux que dans le cas précédent.

Nous devons dire que cet homme avait fatigué, outre mesure, pendant la saison d'été.

Observation IV.

Miu...., vingt-trois ans, constitution forte, tempérament sanguin.

Le 35 novembre 1847, ce malade vient lui-même, à dix heures du soir, nous faire part avec effroi des symptômes qu'il éprouve : oppression extrême, anxiété précordiale, face plus colorée qu'à l'ordinaire, avec un peu de céphalalgie et quelques horripilations; le pouls est plein et fort; l'auscultation indique une respiration presque normale : seulement, de temps en temps, à peu près toutes les trois minutes, une inspiration a lieu avec une gêne et une douleur spasmodiques remarquables.

L'état du sujet nous engage à lui faire une saignée de 250 grammes seulement, peu rassuré d'avance par ces symptômes insidieux. Le lendemain matin, un peu de mieux, mais continuation des mêmes accidents spasmodiques, avec un peu de douleur à la région diaphragmatique. Quelques sangsues appliquées *loco dolenti* n'amènent qu'un soulagement momentané.

Alors, édifié sur la nature de la maladie dont la certitude nous était acquise par des exemples précédents, nous laissons de côté les antiphlogistiques : un grand vésicatoire fut appliqué sur la poitrine; il eut peu d'effet.

Pendant cinq à six jours, quelques petits accès passagers, caractérisés par un peu de chaleur avec redoublement des accidents spasmodiques; enfin, au huitième jour, le 2 décembre au matin, apparition de quelques légers boutons de miliaire autour des clavicules, sur les parties latérales du cou et supérieures du thorax. Le soir, accès plus violent qu'à l'ordinaire.

Assisté de notre confrère, M. le docteur Vaille, nous administrons, dans les moments où la fièvre est moins forte, 60 centigrammes de sulfate de quinine associés à 30 centigrammes d'extrait de laitue et d'extrait de valériane, dans les vingt-quatre heures.

Les jours suivants, à peu près deux accès par jour,

celui de la nuit toujours effrayant avec un délire extrême alternant avec des lipothymies de longue durée. Pendant huit jours, les accès continuent avec poussées à la peau, s'accompagnant de chaleur mordicante et donnant suite à des sueurs profuses. Continuation de la médication précédente, avec addition de vésicatoires volants, promenés sur les extrémités et sur le thorax, de cataplasmes sinapisés et de lavements d'assa fœtida et de camphre. Du reste, signe d'une importance remarquable, pouls fort, régulier, jamais filiforme, comme cela arrive si souvent dans cette affection, lorsquelle doit se terminer d'une manière funeste ; les boutons finissent par envahir toute la surface cutanée. Au huitième jour, un peu de desquammation, accès un peu moins forts; diminution graduelle du sulfate de quinine qu'on remplace par du valérianate; relâchement du ventre par du calomel à doses réfractées.

Pendant cette longue période, le malade demande à être rassuré à chaque instant; les yeux sont toujours hagards, défiants; et si ce signe n'est pas absolu, il faut convenir qu'il appartient à tous les malades presque sans exception. Convalescence franche au bout d'un mois seulement, en raison de petites éruptions partielles, beaucoup moins graves que la première.

Observation V.

L'observation suivante est une des plus intéressantes par la complexité de la causalité, par la longueur des prodrômes, par la variété et la marche des symptômes, ainsi que par la modification du traitement nécessaire dans le début.

V., 57 ans, constitution forte, tempérament lymphatico-sanguin; profession, forgeron très aisé. Depuis plusieurs années, V. a souffert de chagrins domestiques qui, quoique supportés patiemment, l'ont affecté d'une manière très vive et continue.

Au mois d'octobre 1859, il est atteint d'engouement pulmonaire généralisé, (lésion très commune dans nos pays en raison des variantes brusques de température); inappétence déjà ancienne, bouche mauvaise, sueurs faciles, etc. Sauf quelques instants de fièvre, l'apyrexie est presque la règle. Le tartre stibié en lavage, quelques larges vésicatoires améliorent son état; mais il subsiste toujours un peu d'anhélation et d'anorexie : à différentes périodes assez rapprochées, un état à peu près semblable se renouvelle quoique le malade ait complétement quitté son travail. Dans le courant du mois d'août 1860, les sueurs abondantes, auxquelles il était sujet, augmentent et deviennent profuses, l'engouement pulmonaire prend plus d'extension. De larges vésicatoires soulagent la poitrine; mais les sueurs continuent, et, à la suite de quelques journées passées au lit, une large éruption miliaire à forme papuleuse se déclare. Nous ferons remarquer, avant d'aller plus loin, que dans cette famille, comme dans nos familles franc-comtoises, règne l'habitude de ces immenses couvertures-matelas (dont nous parlerons plus loin), lesquelles sont tolérées par habitude chez les individus sains, mais qui, à un moment donné, sous la moindre dépression, deviennent des moyens très dangereux pour les fébricitants.

Le malade, déjà très affaibli par la longueur des prodrômes, sent un besoin de vin qui est satisfait sous la forme d'eau vineuse un peu forte. Quelques prises laxatives de rhubarbe ayant donné deux ou trois selles et développé un léger besoin d'alimentation, on lui donne un peu de bouillon de poulet et d'eau de bœuf. Néanmoins, les nuits sont mauvaises, agitées, avec alternance de lypothymies auxquelles nous opposons (avec l'assistance de notre confrère M. le docteur Bertherand) une potion éthérée avec acétate d'ammoniaque; — la maladie, après quelques jours de danger, suit son cours ordinaire, et on arrive vite à l'alimentation.

Seulement le malade, ayant voulu, contre notre défense, sortir par une température froide et humide (automne 1860), fut repris d'un engouement pulmonaire généralisé avec embarras gastrique. Cette complication le mit aux portes du tombeau, et il fallut des soins extrêmes pour le ramener à une seconde convalescence.

L'étiologie est ici fort remarquable : état affectif de nature déprimante; sueurs excessives de la forge chez un homme très actif dont la force commence à décroître, surtout sous l'influence du chagrin; — quelques suettes miliaires régnantes par le fait de la constitution saisonnière; habitude de couvertures lourdes; engouement pulmonaire, de nature catarrhale, pouvant avoir été, peut-être, un produit ou un excitant de la suette. — Produit, en raison de l'abaissement de l'innervation de la vie organique; excitant, en tant qu'engouement de nature catarrhale, une des

affections les plus prédisposantes ou les plus concomitantes de la fièvre miliaire. — Du reste, chez tous les
malades atteints de suette, il est fort rare que nous
n'ayons pas rencontré cette lésion d'une manière plus
ou moins caractérisée.

— Nous ne voudrions pas fatiguer le lecteur du
récit détaillé de toutes les observations que nous avons
entre les mains. Cependant, pour mettre davantage
en évidence le lien qui existe entre la suette et toutes
ses concomitances les plus habituelles, nous consacrerons quelques lignes sommaires aux observations
suivantes :

Observation VI.

Mme D..., constitution peu forte, tempérament lymphatico-nerveux, trente-cinq ans, est atteinte de miliaire huit jours après ses couches, après avoir présenté
les jours précédents un état de malaise très insidieux.
L'éruption parcourt ses périodes lentement, amenant
presque l'agonie à chaque accès. Ici ce sont les lipothymies et l'état syncopal qui en constituent la forme,
avec coïncidence de la rétrocession momentanée de
l'exanthème.

Après la première desquammation, la convalescence ne se prononce pas; une seconde éruption assez
distancée de la première se déclare, puis une troisième, après un temps intermédiaire encore assez
long.

La convalescence fut d'une longueur extrême et
exigea des soins tout particuliers.

Deux ans après, son mari, homme très pusillanime, fut atteint de miliaire, suite de grippe, et il succomba à une retrocession dont la peur nous parut être la cause principale.

Nous n'avons jamais vu, comme quelques médecins l'affirment, que les éruptions secondaires fussent plus fâcheuses que les premières. Nous avons même toujours été témoin du contraire. Notre observation n'infirme, du reste, en rien l'opinion énoncée par nos confrères qui ont pu avoir à faire à des suettes de constitutions différentes, que modifiait peut-être encore le génie épidémique.

Observation VII.

Mme God., constitution forte, tempérament lymphatico-sanguin, trente ans. Cette personne portait depuis longtemps un chagrin violent entretenu par la mauvaise conduite de son mari. Après les accidents ordinaires d'une pneumonie grippique déjà en voie d'amélioration, survint la suette qui, après quelques accès bien supportés, tua la malade dans un accès de la nuit, malgré l'emploi des révulsifs et des potions ammoniacales. La malade habitait la campagne, et nous ne pûmes l'aider dans cette crise terminale.

Observation VIII.

Mlle Gl., tempérament nerveux exagéré, constitution délicate, quarante-quatre ans. La maladie débute sous la forme d'une léthargie hystérique. Les stimulants de la peau, la couverture de laine légère mise à nu sur la peau, provoquent une éruption miliaire à répétitions dont chaque poussée soulage la malade. Le calomel, à doses réfractées, fut employé également comme laxatif et procura l'expulsion d'une énorme quantité de lombrics. — La convalescence fut d'une longueur extrême.

Observation IX.

A. G., dix-neuf ans, femme petite, constitution forte, tempérament nervoso-sanguin. A huit mois et demi de grossesse elle fit une chute sur le bassin qui, quelques jours après, fut suivie d'accidents éclampsiques formidables.

Deux petites saignées de 300 grammes en douze heures, lavements d'assa fœtida et de camphre, compresses froides sur la tête, etc. Puis, le côma étant complet, la dilatation du col est facilitée par l'extrait de belladone; accouchement au forceps, placenta intact. Le côma continuant, on applique huit sangsues aux apophyses mastoïdes, sinapismes, calomel et jalap; salivation, épistaxis.

Quatre jours après l'accouchement, état sudoral, anxiété précordiale, sueurs profuses, éruption miliaire difficile. La malade avait deviné la mort de son enfant.

La guérison s'obtint à la suite de désordres assez sérieux. Il n'y eut pas de répétition éruptive. Cette observation date du mois d'avril 1860, à la fin d'un

hiver neigeux, glacial, humide, fécond, du reste, en affections de ce genre. La malade ignorait le nom de son
éruption, et son admirable vitalité lui servit beaucoup
pour triompher d'accidents qui s'annonçaient devoir
être d'une plus longue durée.

Pendant ce même hiver neigeux de 1859-60, dans
la commune de Fié, située sur le premier plateau
jurassique; commune où, en raison de la position topographique et de la nature marneuse du sol, subsiste
pendant longtemps de la neige à l'état de demi-fusion
avec une atmosphère glaciale, nous fûmes appelé trop
tardivement pour constater, pour ainsi dire, deux terminaisons promptes et funestes.

Il s'agissait de deux jeunes gens, porteurs tous deux
d'un grand chagrin, l'un par suite du départ d'une
sœur, l'autre par suite de la maladie de sa femme et
de son enfant. Chez tous deux la miliaire vint compliquer une affection catarrhale. Dans ce village, du
reste, a souvent sévi la suette et toujours d'une manière grave. Une femme morte depuis dans l'anémie
nous a offert après chacune de ses couches une éruption de ce genre.

Nous connaissons, entre autres, plusieurs femmes
qui, à chacune de leurs couches, ont eu des suettes
bien caractérisées et graves. Seulement, il nous a paru
qu'elles l'étaient peut-être un peu moins par l'habitude morbide. Il semble régner en elles une véritable
disposition continuée qui n'attend que la secousse de
l'accouchement pour éclater.

Nous avons vu une femme pauvre et malheureuse

devenir, après une miliaire excessivement grave, soumise pendant des années à des éruptions répétées de temps à autre. La difficulté de la modifier, et par conséquent la continuité de l'altération du sang et de la sensibilité, ont dû, il est vrai, être pour beaucoup dans cette persistance qu'il n'est pas rare cependant de voir s'établir chez des sujets qui peuvent se procurer tout le confort de la vie.

SYMPTOMATOLOGIE,

MARCHE DE LA FIÈVRE MILIAIRE.

La fièvre miliaire ne débutant pas toujours d'emblée, rigoureusement isolée d'une autre affection, il semblerait, au premier abord, que la symptomatologie dût, dans ce cas, être irrégulière, et ne pût pas la faire classer d'autorité dans le cadre des autres fièvres éruptives. Mais on ne peut invoquer en faveur de ce raisonnement que des raisons spécieuses, puisque les faits cliniques essentiels, typiques, sont rigoureusement les mêmes, soit dans la suette épidémique, soit dans la suette sporadique isolée ou concomitante, les symptômes miliaires devenant, dans ces derniers cas, dominateurs de l'organisme. La variété ne porte absolument que sur les symptômes accessoires. Elle découle, du reste, de la lésion nerveuse elle-même, des localités, de la constitution annuelle, etc. C'est là la raison de ce fléau à plusieurs faces qui se fait bénin ou terrible, à marche méthodique ou par secousses, tenant l'observateur dans un éveil continuel. Du reste, pour la suette comme pour les autres fièvres éruptives, nous sommes trop habitués à considérer l'éruption par elle-même comme le fond de la maladie. Elle n'en est réellement que la manifestation essentielle, il est vrai; mais à la rigueur, là comme dans la scarlatine, elle peut manquer par une mauvaise direction des forces de la nature sans que son principe morbifique essentiel puisse être contesté. Les prodrômes sont ici d'une importance extrême; ils font partie intégrante des signes qui donnent un cachet à la maladie que nous traitons. Une affection primitive, une pleurésie par exemple, est-elle le point de départ sur lequel va venir s'enter la fièvre miliaire? Les accidents pleurétiques et leurs périodes ordinaires se trouvent pervertis, faussés; le pouls perd de sa forme et de son rhythme; l'élément inflammatoire se trouve comme opprimé; le *facies* revêt une anxiété spasmodique moins facile à analyser; les crises sudorales n'ont plus leur heure, leur forme, leur quantité, leur caractère physique et chimique, et la durée de ces divers signes précurseurs est moins appréciable mathématiquement que celle de toutes les éruptions connues. Cependant, il survient un moment où l'état fébrile se prononce avec de petits accès de plus en plus accentués, celui du soir ou de la nuit surtout. Les sueurs deviennent profuses, odorantes, fétides quelquefois par leur essence acide ou ammoniacale. C'est la suette proprement dite avec son énervation qu'elle imprime à tout l'organisme souffrant. C'est là ce que nous appellerons la première période de la suette miliaire.

A cette première phase appartient ordinairement un début d'éruption et d'accès violents qui, tous deux, se continuent dans la période suivante. Les sueurs, d'ordinaire, diminuent en quantité et en qualité odorante ; la peau tend de plus à perdre son humidité pour devenir mordicante ; caractère qui devient d'autant plus marqué que les accès fébriles sont plus intenses ; à tel titre, que la modération de l'éréthisme cutané et de la calorification est le gage du succès de l'éruption et de la tolérance des accès par l'organisme. A cette seconde période, que nous appellerions période d'augment, appartiennent ces poussées successives de la peau, quotidiennes, bi-quotidiennes ; ces horripilations funestes, ces anxiétés précordiales indiciblee, cette terreur instinctive ; reflet saillant de la violente perturbation qui enraye presque toujours la marche régulière de l'exanthême en facilitant sa suppression.

Il ne faut pas confondre ici les horripilations et les frissons avec le frisson initial des maladies ordinaires, tous les malades les accusant plus ou moins, pendant toute la durée de l'éruption, sous des termes bizarres : éclairs de glace entre cuir et chair, etc. L'appareil cutané conserve-t-il, malgré la violence des accès, une tonicité suffisante pour que son éréthisme et sa calorification exagérés puissent s'accommoder avec la vie ; l'éruption est-elle assez modérée, assez régulière, assez fixe pour que les plexus nerveux de la vie organique, qui sont ici l'écho du désordre, ne soient pas sidérés, la vie se continuera malgré les stades multipliés d'accès ataxiques ou malgré l'état syncopal, résultat de la demi-paralysie produite par la névrite ou la névrose des gros troncs de l'appareil nerveux de la vie organique.

Dans le cas contraire, comme ce dernier système

dans sa portion afférente à la respiration et à la circulation, c'est-à-dire à une partie du trépied de la vie,
ne peut supporter longtemps cette léthargie fonctionnelle — qu'on nous passe l'expression — la mort s'en
suit rapidement avec des convulsions diaphragma-
tiques semblables à celles d'un homme qu'on étouffe
lentement.

MARCHE DE LA MILIAIRE.

La fièvre miliaire est loin de suivre toujours dans sa
marche cette régularité de symptômes décrits précé-
demment. Tantôt brusque et subite par l'intensité du
mal, l'éruption apparaît avec une grande perturbation dans le début; tantôt, au contraire, les accidents
spasmodiques prennent à l'origine une intensité effrayante avec ou sans éruption, et la mort peut arriver sans l'apparition de cette dernière. La guérison
est fort rare si, à côté d'un violent état spasmodique,
il n'y a pas d'éruption. Le plus souvent cependant,
les sueurs profuses constituent la première période
et tiennent le milieu entre les prodrômes et l'éruption.

Nous avons noté un certain nombre de cas, bénins
pour la plupart, où l'éruption était rare ou manquait
quelquefois sans danger; mais les sueurs duraient un
certain temps en diminuant graduellement. C'est ce
qu'on pourrait désigner sous le nom de suettes simples par opposition à la suette miliaire grave. L'organisme, moins gravement atteint, chercherait à juger
la maladie par une crise sudorale.

Nous avons présenté, à dessein, le tableau de la suette miliaire concomitante parce qu'elle ne diffère en rien par le fond, et assez peu par la forme, de la suette sporadique isolée ou de la miliaire épidémique, comme nous avons pu le constater dans une violente épidémie survenue dans la commune de Menetrut, village situé au bas de la crête de Château-Châlons, dans un bassin où régnait alors, depuis un certain temps, la température neigeuse et glaciale que nous avons signalée.

ETIOLOGIE.

La maladie ou l'altération de l'être étant une résultante mixte où chaque générateur apporte de son
poids et de sa qualité, les causes de cette altération
sont évidemment de deux sortes : de là, la solidité
de la division classique en causes prédisposantes et
efficientes.

Le caractère plus ou moins essentiel de cette résultante constitue la nature de la maladie qui, comme
nous l'avons déjà expliqué, peut tenir davantage du
générateur externe que du générateur interne et *vice
versa*. La domination brutale du générateur externe
s'exerçant sur une collection d'êtres devient le principe de l'épidémicité, comme l'a expliqué en d'autres
termes M. le docteur Pidoux, tandis que la sporadicité
suppose logiquement dans l'organisme une résistance
d'une certaine énergie. Mais il peut arriver, en outre,
que les causes prédisposantes et les causes efficientes
se donnent la main pour attérer l'organisme dans le
même sens ; d'où résulte, en quelque sorte, un gros-
sissement morbide d'une grande intensité.

Il y a un fait considérable dans la pathologie de la
suette miliaire, c'est que, hors les cas d'épidémicité,
c'est-à-dire de concentration de puissance de la cause

externe, cette affection sévit assez souvent, à son état sporadique, sur des sujets déjà malades et porteurs d'affections *sui generis,* d'affections déprimantes de la force *nervoso-cardiaque,* les fièvres catarrhales, la pneumonie catharrhale surtout, le rhumatisme subaigu; celles, entre autres, où il y a eu à la fois une immense secousse ayant produit une forte déperdition nerveuse et une grande pauvreté de la richesse circulatoire, c'est-à-dire des forces qui meuvent et vivifient l'être. Voilà pourquoi, les causes météorologiques existant, la femme en couche est une victime toute prête pour cette maladie qui devient un des plus tristes ornements du cadre puerpéral.

Que signifie cette prédilection pour certaines affections? Est-ce une raison pour n'y voir qu'un épiphénomène sérieux dont un état initial fournirait les éléments directs? Non, sans doute, puisque la suette miliaire, lorsqu'elle est produite par la force de la cause développante, demande beaucoup moins d'éléments de dépréciation chez le sujet frappé; mais, lorsque les influences externes qui peuvent la développer ne sont pas excessivement fortes, il faut nécessairement que l'individu soit véritablement déprécié d'une manière tout à fait spéciale; que son système nerveux soit affaibli, sa force cardiaque affaiblie ou viciée par un état initial. Or, la grossesse, l'accouchement et les couches nous présentent tout cela; sang instable par la multiplicité des métamorphoses qui s'y exécutent; système nerveux peu soutenu par la richesse sanguine qui est sa modératrice, et par conséquent facilité à être ataxié.

Comme nous l'avons dit, il faut, pour asseoir la malignité, une grande dépréciation des forces; soit que cette dépréciation parte de la cause agent, soit qu'une cause déprimante d'une autre espèce ait déjà affaibli l'économie. Il est même permis de chercher, dans cette dépréciation des forces infirmant la réaction éliminatrice, la raison de la longueur extrême de la suette qui, lorsqu'elle ne tue pas dans le début, prolonge, par poussées successives, ces décharges vitales que l'*oppressio virium* rend si difficiles, si multiples et si tenaces dans leur durée.

CAUSES PRÉDISPOSANTES.

Les causes pathologiques proprement dites, nous venons de les énoncer d'une manière sommaire, du moins celles qui ont trait à des états pathologiques déjà existants. Restent maintenant les causes déprimantes physiologiques et psychologiques, c'est-à-dire l'usage immodéré des choses naturelles, les fatigues avec sueurs excessives, etc.; mais, par dessus tout, les causes affectives, le chagrin profond et entretenu, et surtout le chagrin longtemps concentré, sans expansion affectueuse et sans larmes; ce chagrin, dont le retentissement matériel très sensible, en général, à la région épigastrique se répète plus tard sous la forme d'une anxiété spasmodique intense qui est un commencement de sidération des centres nerveux de la vie organique. Soit que l'on admette, avec Bichat, que certains organes innervés par le grand sympathi-

que sont le siége des passions tristes ou gaies ; ou,
avec M. Flourens, que ces organes sont simplement
affectés par les passions sans qu'ils en soient le siége,
il n'en est pas moins vrai qu'ils en subissent le contre-
coup[1] par un mécanisme physiologique qu'il serait
oiseux d'étudier ici. Il suffit de se représenter l'action
des passions déprimantes sur l'ensemble de la circulation et de la respiration, et, par conséquent, sur la
réaction avec toutes ses nuances ; leur influence sur
la nutrition par vice de l'innervation d'abord, puis
parfois et à la suite par vice humoral, pour se rendre
compte du concours fâcheux que cette cause délétère
doit apporter aux autres. Par un mode physiologique
qui n'est pas tout à fait le même, les grandes déper-
ditions sanguines et séreuses prêtent également à la
réalisation de ce grand symptôme qui, par sa persistance, son intensité, témoigne qu'il existe dans les
ganglions de la vie organique un spasme d'arrêt, de
concentration qui, gênant l'innervation et la circulation générales, arrête la décharge périphérique, moyen
d'élimination dynamique et humorale.

Dans les premiers temps de notre étude, nous fai-
sions trop peu attention à ce genre de causes prédisposantes. En effet, cette cause existe partout, ainsi

---

[1] L'acte passionnel étant un acte complexe, où l'âme et le corps agissent ensemble, chacun dans une certaine mesure, variable et élastique,
il nous semble que les divers organes invoqués comme étant le siége ou
comme point de retentissement des passions, ne sont que les acteurs ou
les patients, ou tous les deux à la fois, à divers titres, de ces ébranle-
ments de notre être. Soit comme points d'appel, soit comme patients heureux ou malheureux, ils ne peuvent jamais prendre la place du principe
aimant qui tressaille en eux et avec eux.

que les dépréciations morbides que nous avons signalées plus haut ; et cependant la suette sévit plus spécialement sur certaines contrées. D'autre part, la dépression par causes affectives ne peut rendre compte des épidémies où la prédisposition, quoique agissante, est moins active vis-à-vis le générateur externe qui fait en partie la loi dans ces circonstances.

Voici la réponse à l'objection que l'on élèverait sur cette donnée. D'abord, il ne faut donner à cette cause prédisposante, comme aux autres, que sa valeur relative et rien de plus. Il lui faut absolument pour appoint une cause puissante d'un autre genre. Les faits qui établissent cette prédisposition par des causes affectives sont des faits très bien observés, à tel point que quelques praticiens en ont grandi l'importance réelle ; mais ils sont loin, bien entendu, de constituer une condition absolue pour la maladie que nous étudions, vu qu'ils ont partout ailleurs une influence considérable, énorme même, mais sans détermination morbide essentielle. Ces dépressions morbides continuent l'idiosyncrasie et la disposition actuelle du sujet, sauf à être fécondées ou à être laissées inactives par des causes efficientes d'un autre ordre.

En examinant à fond les causes efficientes qui peuvent procréer la miliaire grave dans certaines contrées de préférence à d'autres, ou dans un plus grand nombre placées pour un temps dans des conditions spéciales, nous allons essayer de découvrir tout ou partie du générateur externe.

Nous savons, historiquement, que cette maladie est ou a été fréquente dans le département du Bas-Rhin, en Angleterre, en Allemagne, etc. Mais, pour raisonner sûrement, nous devons nous en tenir, topographiquement, aux lieux qui ont été soumis à notre observation clinique.

La ville où nous exerçons (Poligny) est placée au pied du premier plateau jurassique dont les crêtes commencent brusquement. Nous sommes appelé à parcourir environ quinze kilomètres de ce premier plateau dans le sens de sa hauteur sur une longueur à peu près égale. Les villages, situés au-dessous et qui relativement deviennent la plaine, ont, théoriquement et expérimentalement, une part dans les influences atmosphériques de ce rayon dont la ville précitée serait le centre.

Au commencement, mais surtout à la fin de certains hivers, les neiges, qui sont persistantes sur le second plateau du Jura, le sont beaucoup moins dans les lieux dont nous parlons. Les vents d'est, mais surtout de sud-est, de sud et de sud-ouest, viennent à chaque instant, avec impétuosité, changer la température, en alternant brusquement avec les vents nord et ses dérivés. La peau, qui pendant quelque temps avait subi l'impression de vents très secs, se trouve subitement modifiée par l'impression de vents différents qui, mettant la neige en demi-fusion, deviennent eux-mêmes des douches d'air glacial (entre 2° et 5°), soumettant la sensibilité pulmonaire et périphérique à une rude épreuve qui devient le point de départ d'une foule d'affections catarrhales, grippes, pneumonies catarrhales, pneumonies bilieuses de Stoll, rhumatismes subaigus, etc. Malheureux serait le médecin qui abuserait des émissions sanguines, même sur des hommes vigoureux.

Il existe, en outre, à différents intervalles de la ligne de descente de toutes ces crêtes, des gorges profondes où l'air froid de la montagne s'engouffrant dans un air moins froid et plus dilaté y produit, — selon la loi de mélange des gaz, — des courants torrentueux (Montaine) qui, quoique considérés, à tort ou à raison, par les habitants de ces contrées comme un coup de balai prophylactique, font payer bien cher leurs prétendus avantages. La diathèse rhumatismale y règne dans toute sa splendeur avec toutes ses formes et ses métastases. La diathèse névralgique (de M. Baumès) n'y est pas moins fréquente, ainsi que les répétitions catarrhales, c'est-à-dire rhumatismales, chez les sujets faibles ou prédisposés.

Or, ces douches énergiques d'air, tantôt glacial sec, tantôt glacial humide, se remplaçant à des intervalles très rapprochés, changeant leur forme et leur attouchement à différentes heures de la même journée avec de simples changements de lieux de quelques centaines de mètres, peuvent, à la rigueur peut-être, tremper à la russe ou à la gauloise quelques hommes exceptionnels ou épargner les précautionneux. Mais, en général, dans les hivers qui ne présentent pas un ensemble de froids secs, ils ont évidemment une grande nocuité, comme l'atteste la statistique locale.

Les grands froids du commencement de l'hiver 1859-60 ont été suivis, pendant plusieurs mois, de cette température glaciale humide dont nous parlons, puis ensuite d'une température relativement chaude avec prédominance des vents du sud et de ses dérivés. Cette constitution atmosphérique, en diminuant la tonicité de la peau, communiquait à l'organisme une disposition à juger par cette voie toutes ses altérations. Les fièvres scarlatines et les rougeoles ont été très nombreuses et très graves. Sur les premières crêtes, où soufflait plus habituellement un vent glacial et humide, nous avons vu, de préférence, des suettes miliaires d'une extrême gravité.

Telle nous paraît être, au point de vue de la physiologie et de la véritable météorologie hippocratique, l'explication probable d'une espèce d'endémicité instable de cette affection dans nos pays. Comme ce n'est que dans ces derniers temps que l'expérience et le raisonnement nous ont forcé à conclure ainsi, nous espérons plus tard confirmer davantage encore cette vérité étiologique.

Nous fûmes appelé, il y a sept ou huit ans, à traiter, avec plusieurs confrères, une épidémie de suette grave dans la commune de Menetrut, village formant un premier bassin en dessous de la crête si renommée de Château-Châlons. C'était en décembre, au milieu de la neige fondante et des vents impétueux de cette saison où les neiges nous arrivent très souvent avec le sud-est.

On conçoit très bien que les premières crêtes doivent être, vis-à-vis la plaine commençante, dans le même rapport que les crêtes des plateaux supérieurs par rapport à elles. C'est, en effet, ce qui a lieu. Aussi la suette miliaire s'étend-elle, parfois, à quelques lieues dans le bas. Mais le caractère intermittent qui y imprègne presque toutes les affections intercurrentes, sans modifier le fond de la maladie, la rend cependant beaucoup plus bénéficiable du sulfate de quinine.

On conçoit également comment, dans d'autres lieux qui offrent quelque conformité avec ceux que nous habitons, les mêmes causes peuvent se produire. Certaines périodes chaudes faisant suite à une température fraîche et variable nous paraissent même n'être pas inoffensives sous ce rapport; mais à coup sûr, et l'expérience à la main, elles le sont beaucoup moins que celles que nous venons d'énoncer.

Du reste, l'hypothèse théorique que nous énoncerons plus loin sur la nature du mal fera comprendre que, tout en signalant particulièrement une grande cause de dépréciation et de viciation de l'organisme nous n'en admettons pas moins toutes les influences délétères concourant au même but. Car, si une éruption miliaire grave vient compliquer, par exemple, un typhus produit par encombrement, c'est que l'altération du sang et du système nerveux, qui résulte de cette dernière cause, peut devenir une base pour les deux maladies.

Cette considération nous amène naturellement à dire un mot d'une cause spéciale bien souvent invoquée dans l'étiologie de la suette miliaire; nous voulons parler de la literie échauffante dont on surcharge dans certains pays, — le nôtre surtout, — les nouvelles accouchées, les malades atteints de fièvres catarrhales, de rhumatismes, etc.

Dans toute maladie où la dépression a sa valeur, on s'explique parfaitement comment une sudation systématique, mise à la place d'une diaphorèse douce, doit rompre l'équilibre des forces nerveuses et cardiaques en les usant inutilement l'une et l'autre, tant par la dissociation physico-chimique que par l'offense dynamique.

Dans nos campagnes, en effet, nous avons beaucoup à déplorer ce genre d'excitant morbide vu que la literie se résume en une courte-pointe énorme, véritable couverture-matelas, composée de bourre et de laine qui peut avoir sa valeur ou du moins son innocuité dans des chambres fraîches, au niveau du sol, au sortir de la fatigue et de la sueur du jour; mais qui, en hiver, dans des habitations remplies de monde et où règne une chaleur étouffante, devient un grand danger pour les fébricitants qui succombent déjà à une sudation provoquée.

Cependant, faire de cet abus, qui a une grande importance étiologique, la base d'une théorie, c'est aller trop loin. C'est d'une cause efficiente véritable, mais partielle, faire une causalité radicale à laquelle nous opposerions les objections suivantes :

Si cette sudation intempestive, si recherchée par tous les habitants de nos campagnes, était la cause principale de la production de la suette miliaire, cette dernière pourrait se développer tout aussi bien dans un grand nombre de localités à l'abri de causes météorologiques délétères, ce qui est assez rare. L'épidémie étant le type et en quelque sorte la perfection d'une maladie, comment concilier son apparition momentanée et brusque avec l'habitude vicieuse et persistante dont nous parlons. Pourquoi la suette anglaise, picarde, etc., et ses apparitions si multipliées dans un grand nombre de localités à des moments déterminés?

Comment expliquer, en second lieu, l'imminence de la suette chez un certain nombre d'individus non encore alités qui, avec certains prodrômes, sont déjà reconnus, de la part de médecins habitués à ses allures, porter le mal dans leurs flancs, comme des femmes enceintes inspirent, sur la fin de leur grossesse, des craintes très sérieuses pour l'apparition de la fièvre puerpérale. Encore, cette dernière comparaison est-elle tout à l'avantage de la miliaire que l'on peut présager presque à coup sûr, ce qui certainement est beaucoup plus problématique quant aux prodrômes puerpéraux.

Que la literie échauffante, trop longtemps continuée dans un air non renouvelé, soit considérée comme l'un des éléments propagateurs de cette terrible maladie, en raison de la dépression et de la désharmonie qui en sont activées dans certaines maladies préexistantes, nous adoptons cette manière de voir à un tel point que nous en tirons un précepte thérapeutique; mais, nous le répétons, ce n'est là qu'un élément qui joue un rôle dans la causalité complexe de la suette miliaire, surtout de la suette à l'état sporadique. Néanmoins cette cause a sa valeur, et nous ne la récusons pas. Il serait même très important d'étudier si, sur tout le littoral des montagnes franc-comtoises, vosgiennes, etc., la température très frat-

che du matin et du soir, qui a pu de longue date
provoquer les habitants à se munir de couvertures
monstrueuses, si, disons-nous, cette habitude est généralisée; et, par suite, chercher à apprécier davantage la place que doit occuper, en étiologie, cette
mauvaise habitude qui n'a dû être autant signalée par
les médecins que parce qu'en fin de compte il y a
dans cette appréciation quelque chose de vrai. Nous
avons, pour notre part, apporté parfois beaucoup
d'instance à faire modifier la literie, même d'une manière assez coûteuse pour les habitants des campagnes. Mais encore, lorsque ce moyen n'est pas trop
fatigant, faut-il apporter de la prudence à rompre
avec cette mauvaise habitude, la moindre suppression
pouvant avoir des accidents très fâcheux.

ANATOMIE PATHOLOGIQUE

L'anatomie pathologique, dans la suette, est assez peu riche en éclairements : quelques portions des nerfs principaux de la vie organique plus ou moins enflammées ; quelques traces d'exanthème interne sur les muqueuses et les séreuses ; voilà à peu près tout ce qui constitue la lésion des tissus. Mais il existe d'autres signes qui ont une grande valeur. Nous voulons parler de l'extrême diffluence du sang qui a lieu immédiatement après la mort, la décomposition excessivement prompte des fluides, la décomposition et la putréfaction très rapides du cadavre, sa bouffissure presque immédiate, de manière à le rendre méconnaissable un très petit nombre d'heures après la mort; l'écoulement par les fosses nasales, au moment du dernier soupir, d'une sérosité sanguinolente ou purulente, etc.

Quelle est la nature du mal miliaire? La gravité des désordres cliniques, les morts rapides qui en sont assez souvent le résultat, cette prompte dissolution du corps immédiatement après la mort ont fait condamner d'abord cette maladie, en tant qu'épiphénomène, par tous les praticiens sérieux qui ont été à même de la traiter souvent et longtemps. D'autre part, il faut reconnaître qu'en raison de l'extrême difficulté de juger cette question, les hypothèses théoriques ont dû être nombreuses et plus ou moins rationnelles.

Stoll croyait à une humeur pituiteuse qui offense les nerfs digestifs et cardiaques, etc. Selon lui, les évacuants faisaient toujours justice de la gravité des désordres humoraux qui étaient le point de départ des désordres ataxiques généraux. Malgré notre vénération pour ce praticien éminent, nous craignons, d'une part, qu'il n'ait pas vu (comme ses ouvrages le témoignent) beaucoup de suettes miliaires; d'autre part, qu'il les ait vues assez bénignes, ce qu'annoncent les symptômes conjurés ; et, en troisième lieu, qu'il ait pris pour une cause radicale un grand symptôme, assez fréquent parfois, mais qui n'est lui-même qu'un grand effet avec possibilité de remonter un peu plus haut.

Une autre théorie qui a eu bonne fortune en Allemagne, celle du professeur Schœnlein, fait consister cette maladie dans « une affection du système nerveux de la vie organique, produite par l'action d'un principe *sui generis* très subtil et très fugace de sa nature, liée à une irritation particulière de certains organes, ainsi qu'à une altération spécifique des fluides ayant pour résultat la formation d'un acide libre » (Mangin, thèse de Strasbourg 1834, page 65). Nous ne voulons pas discuter ici ce qu'il peut y avoir de vrai et de vague en même temps dans cette théorie, cela nous entraînerait trop loin. Mais, comme nous l'avons dit, toute théorie rationnelle ayant pour base la physiologie, la clinique, l'étiologie et la thérapeutique, et l'ensemble des rapports entre chacune de ces bases, nous demanderons d'abord, conformément à ces principes, si cet acide libre, odorant, appréciable, en partie, dans la crise sudorale, n'est pas lui-même un résultat produit par l'abaissement de la chimie vivante ; et si cet abaissement de la chimie vivante qui ne peut exister sans désunion physico-chimique des fluides ne pourrait pas reconnaître en même temps l'abaissement des forces physiologiques et de leurs appareils ; auquel cas échéant, la causalité se trouverait agrandie d'un degré supérieur. Il est vrai, et nous devons le reconnaître, que la théorie du professeur Schœnlein fait mention d'une altération spécifique des fluides et d'une affection du système nerveux de la vie organique. Il est également vrai que M. le docteur Foucart, dans ses conclusions [1], fait observer qu'il y a empoisonnement septique, toxhémie ; mais cet empoisonnement reconnaît-il un agent spécial, unique, un miasme à part, empoisonnant le sang et le système nerveux, ou l'un par l'autre ; est-ce une cause toxique de toutes pièces, etc. ?

Nous n'avons pas la prétention d'énoncer autre chose qu'une appréciation rationnelle. Seulement, nous voulons, en nous passant d'une causalité vague vis-à-vis laquelle nous n'avons pas de prise, examiner si, avec les éléments rationnels, nous ne pouvons découvrir une hypothèse théorico-pratique qui ait pour elle une logique d'une certaine valeur.

Tous les médecins, à peu près, acceptent que pour

---

[1] Nous n'avons pu nous procurer son travail complet.

les affections du genre typhique, il y a altération du
sang, soit primitive, soit par suite, ou non, d'une
offense dynamique pure, peu importe. L'empoisonnement fait, tout l'organisme en est saisi. Seulement, la
vie humorale secondaire, les sécrétions des voies digestives, etc., sont plus ou moins imprégnées; ce qui
a une grande valeur thérapeutique. Tous les symptômes nerveux, ataxiques ou autres, sont vite conçus
évoluer de cet empoisonnement du sang. On ne dit pas
qu'il y a un empoisonnement *sui generis,* rigoureusement *un* qui ait produit la maladie typhique; car les
causalités, quoique semblables dans l'acte offensif, ne
sont pas identiques chez tous les typhiques.

L'harmonie *nervoso-sanguine* est rompue par cette
altération dont la modification physico-chimique n'est
connue que d'une manière rudimentaire; mais on se
contente de cela et on agit, très probablement dans le
vrai. Reste le talent du thérapeute pour éliminer et
reconstituer convenablement.

Dans la fièvre miliaire qui est un empoisonnement,
lequel nous paraît commencer davantage par l'offense
dynamique que par l'intoxication humorale, pourquoi
chercher autre chose?

Quelque soit le mécanisme intime de l'intoxication,
elle existe dans le sang et le système nerveux, sans
quoi on n'aurait pas cliniquement les symptômes connus et certains signes essentiels après la mort. Il
serait facile de prouver non mathématiquement, ce
qui n'est pas toujours possible en médecine, mais à
l'aide de ces preuves qui satisfont le bon sens médical, qu'il y a le plus souvent enchaînement dans les

causes complexes qui produisent l'intoxication ; causes psychologiques, causes physiologiques, causes physico-chimiques, comme cela a lieu, du reste, presque partout, en plus ou en moins, et sous des modes divers.

Or, pour quiconque admet l'effort de la nature pour éliminer, et par conséquent se rénover, devient facilement concevable cette sudation spéciale, médicatrice mais désordonnée, parce que l'organisme est trop atteint pour qu'il élimine avec calme et avec ordre. Le caractère physico-chimique de la sudation morbide est ici un résultat du désordre organique où conjuguent ensemble, par union, la chimie vivante et les forces physiologiques.

TRAITEMENT.

La sûreté du traitement dans une maladie résulte de la conformité d'efforts tentés par la nature et par l'art pour ramener la vie dans l'ordre physiologique. Or, le sens de cet effort se détermine : 1° par la connaissance de la physiologie; 2° par celle des faits cliniques et des causalités qui peuvent faire soupçonner la nature du mal. L'appréciation mixte de toutes ces choses indique également le mode de réceptivité physiologico-pathologique des organes; notion complexe qui devient indispensable, et dont la variabilité constitue une des grandes difficultés de l'art.

Dans le cas qui nous occupe nous voyons d'une manière claire cette filiation. Nous savons par la physiologie ce qui est nécessaire pour le jeu naturel de la vie, et le grand rôle qu'y joue l'union de deux grandes forces avec les organes qu'elles animent. D'autre part, les causalités et les faits cliniques se rendent parfaitement compte les uns des autres, et se fournissent un mutuel contrôle. Les causalités nous font pressentir *a priori* la dépression des forces et leur désharmonie, l'altération du fluide vital principe, le sang, et par suite, de tout ou partie des fluides vitaux, ses dérivés, elles nous font pressentir l'atteinte spéciale d'une certaine portion du système nerveux.

En troisième lieu, la marche classique adoptée dans le traitement des empoisonnements, marche copiée sur celle de la nature dans les mêmes circonstances, est une preuve d'une grande simplicité à l'appui de la méthode artistique que le médecin doit se proposer pour aider, soutenir et corriger l'effort médicateur.

L'effort constant tenté par les forces physiologiques restantes pour résoudre, par une crise cutanée, l'altération nerveuse et humorale, l'irrégularité de cet effort avec ses défaillances, constituent pour le thérapeute un grand enseignement, à savoir : qu'il sera obligé lui-même, tout en continuant avec ordre la crise physiologique, de soutenir par des moyens très variables, suivant la réceptivité individuelle, les forces désunies et défaillantes.

De plus, l'étendue de l'empoisonnement du sang, l'imprégnation plus ou moins complète des différentes humeurs de l'organisme, lui font comprendre également qu'il doit, de temps à autre, être appelé à solliciter des crises partielles sur d'autres appareils éliminateurs que l'appareil cutané. Seulement, ce dernier étant le principal moyen de décharge, — décharge humorale et nerveuse, — les éliminations partielles opérées ailleurs doivent être douces, prudentes, faites en leur temps, étudiées avec circonspection dans leurs produits et leurs résultats.

La première de nos observations nous a démontré que les voies digestives, avec leurs fluides et sécré-

·tions, étaient imprégnées de l'altération humorale, à tel point qu'en ne levant pas, de prime abord, cette première entrave, on s'exposait, par la persistance de l'oppression des forces, à voir manquer la crise principale.

Dans un autre exemple, — *observation II*, — l'éréthisme cutané poussé à l'extrème compromettait gravement la crise médicatrice et pouvait tuer le système nerveux. C'est en replaçant ce dernier dans une réceptivité plus physiologique par un cataplasme général, le grand bain émollient, que l'on a rendu à la nature la possibilité de son acte médicateur. Le malade de *l'observation III* eût été, peut-être, sauvé ou soulagé par ce moyen, si on y eût consenti.

Le soutien, par réconfortation, des forces nervosocardiaques s'opère, dans nombre de cas, au moyen de divers agents dont le choix est loin d'être indifférent. Nous nous attendions, dans le début, à être plus heureux avec le café qu'avec le vin ; mais la réflexion et l'expérience nous ont fait, en général du moins, pencher pour ce dernier, par ce motif qu'il a trait à deux fins, le réveil du système nerveux et celui de la circulation. Le vin est un réconfortant nervoso-cardiaque, employé de longue date dans le traitement des fièvres malignes.

Le sulfate de quinine que nous avons employé souvent, — dans un pays à l'abri de tout miasme paludéen, — a pu nous être utile ; mais nous ne voudrions pas nous charger de déclarer son indispensabilité, sauf la complication paludéenne.

L'acétate d'ammoniaque est un diffusible très utile

pour s'opposer brusquement aux frissons et à l'état lypothymique; mais ce moyen n'a qu'un moment; il ne faut pas en abuser. Les excitants cutanés sont dans le même cas; ils sont, du reste, indispensables pour déplacer les congestions fugaces et parer à la rétrocession de l'exanthème.

Le calomel peut créer dans l'altération du sang un changement, un état autre qui, quoique se manifestant par la diffluence, peut avoir une valeur sérieuse; plusieurs praticiens en ont obtenu de très bons résultats. Le médicament agit-il comme évacuant ou comme altérant, nous l'ignorons? C'est là une question à étudier que nous n'avons pas résolue pour notre compte. Seulement, nous pensons, malgré son efficacité possible, que la grande idée thérapeutique consiste à soutenir l'innervation et la circulation en vue de régler les éliminations naturelles.

Parmi les altérations du sang et du système nerveux on peut trouver, peut-être, des empoisonnements plus énergiques que l'empoisonnement miliaire; mais nous ne pensons pas qu'il en existe où la concentration et l'expansion soient plus instables, plus entrecoupées et à effet aussi peu fixe; ce qui a fait supposer à plusieurs médecins un principe infectant d'une grande subtilité et d'une grande volatilité.

Il nous semble, et ceci par hypothèse rationnelle, qu'une grande désunion des éléments du sang privant ceux-ci de leur cohésion vitale et de la force physiologique dominatrice des forces physico-chimiques, ces éléments deviennent plus fermentescibles; et le produit liquide et gazeux qui s'échappe de l'appareil cutané frappé de suette pourrait bien n'être qu'un effet et l'expression de cette grave altération.

Il faut mettre en acte cette théorie de la pratique :

Le médecin appelé aux premiers prodrômes de l'invasion miliaire doit, en général, adopter la marche suivante :

1° Chercher à prendre sur le malade une confiance complète; à la première ou à la seconde visite lui annoncer la *possibilité* d'une éruption utile tout à la décharge de la maladie, éruption indéterminée surtout dans les pays où la terreur et l'anathème sont attachés au nom de fièvre miliaire.

2° Les parents ou l'entourage prévenus, mais non effrayés, il doit les instruire graduellement du mécanisme thérapeutique, leur faire comprendre la variabilité du traitement en raison des périodes changeantes et des accidents imprévus qui peuvent surgir à tout instant : à la campagne surtout, il est bon d'avoir toujours des perles d'éther, une potion à l'acétate d'ammoniaque, de la moutarde pour parer aux frissons erratiques, à l'anxiété précordiale et à la suppression de l'exanthème, etc.,

Une fois déterminés ses rapports avec les gardemalades qu'il est prudent de changer le moins possible, le médecin doit se poser, à lui-même, sa ligne de conduite.

Son premier soin doit être de favoriser l'éruption, de reconnaître sous quelle forme se révèle l'oppression des forces qui précède la poussée éruptive. Nuance délicate, dont l'appréciation bien faite décide souvent du succès du traitement. L'oubli d'un diffusible peut se réparer; celui d'un purgatif, quelquefois : mais il est plus dangereux d'omettre un vomitif dont l'indication n'a souvent qu'un moment opportun.

L'éruption étant presque toujours fragmentée, on voit rarement paraître ces pé.iodes bien tranchées d'éréthisme éruptif suivies de détente partielle, comme cela a lieu plus ou moins dans d'autres fièvres éruptives.

A peine diminué le calme passager qui suit la secousse éruptive, survient un accès mordicant qui n'est que la période d'enfantement d'une poussée nouvelle. — C'est véritablement la maladie où le médecin devrait être garde-malade. — Point d'heure; point d'accès rigoureusement prévus; point de stabilité dans la régularité du pouls et dans l'expression momentanément rassurée du visage. Le malade, qui sent la vie défaillir, envoie à chaque instant chercher le médecin dont la puissance est souveraine, si elle se fait, tout à la fois, douce et dominatrice. L'expansion, ce grand acte organique qui est en relation si intime avec le sentiment passionnel de la conservation, l'expansion est le *sine qua non* de tout succès.

Dans aucune affection nous n'avons vu le malade suivre avec des yeux aussi scrutateurs et aussi inquiets le regard et l'attitude du médecin. On dirait véritablement que la vie ne tient qu'à un immense spasme, ce qui est vrai; et ce spasme a deux pôles qu'il faut savoir relier heureusement : le système nerveux de la vie organique dans sa partie afférente à la respiration et à la circulation ; puis celui avec lequel il a une connexité si intime, c'est-à-dire tout le système de la moelle épinière[1] . C'est dans les graves circonstances cliniques que l'on s'aperçoit combien il est dangereux de laisser sans lien ce qui est localisable en physiologie pure. Il ne faut jamais non plus séparer l'intelligence de la sensibilité, pas plus qu'il ne faut séparer le cerveau de la moelle. L'homme ne sent qu'en pensant et ne pense qu'en sentant plus ou moins. Ce sont des anneaux qui font la chaîne.

Si une rétrocession a lieu ou se laisse prévoir, il faut, d'avance, donner quelques diffusibles et promener quelques sinapismes en entretenant une chaleur convenable avec les moyens connus. Or, cette rétrocession s'annonçant, en général, par un peu de frisson, des lypothymies, des malaises vagues, une calorification instable, un peu de pâleur de la peau, ou par un état moral inquiet, ces signes sensibles doivent être indiqués d'avance aux garde-malades.

L'arnica paraît, à notre avis du moins, avoir sa place très arrêtée dans la classe des nevrosthéniques. C'est un régulateur de la sensibilité, et par suite, un régulateur cardiaque. Son emploi nous paraît convenir surtout dans deux cas :

Le premier, avant l'éruption, lorsque le pouls est irrégulier, la calorification incomplète, lorsque tous les symptômes sont insidieux; en un mot, lorsque l'oppression des forces a plutôt pour cachet la défaillance que l'éréthisme et l'exaltation nervoso-cutanée.

---

[1] Le nerf pneumo-gastrique étant très probablement un nerf mixte, c'est-à-dire de sentiment et de mouvement (Cruveilhier), on conçoit facilement ses nombreux désordres sous le contre-coup de la vie affective.

— Puis, en second lieu, dans ces moments où, à la suite de crises irrégulières répétées, cette défaillance des forces, accusée par le pouls et les variantes de la calorification, réclame un soutien passager. Nous disons passager ; car, dans la suette, l'organisme fait à chaque instant des bonds de l'exaltation à la prostration.

Le sang d'un malade atteint de suette est pauvre, diffluent. Les émissions sanguines sérieuses le tuent presque toujours, — quelques exceptions admises. — Une fois tombé l'accès fébrile, la force nerveuse mal alimentée et empoisonnée par le sang est privée davantage de sa stabilité radicale.

APPENDICE

AU

FRAGMENT DE PHILOSOPHIE MÉDICALE.

La méthode est tellement l'instrument de la doctrine qu'elle lui est enchaînée dans tous ses actes, quelque soit leur degré hiérarchique. Elle n'évite les faux pas qu'à ce prix.

On peut se prouver cette assertion en l'étudiant dans ses opérations les plus inférieures, ses opérations analytiques.

Quoique la méthode analytique se serve de plusieurs éléments de connaissance, cependant, il y en a deux qui, en médecine, en médecine clinique surtout, sont d'un usage de tous les instants. Ces deux éléments sont constitués par les signes *affirmatifs* et *négatifs;* ces deux moyens inhérents, naturels à l'esprit humain qui, après les avoir employés dans les actes communs et ordinaires de la vie psychologique, les a transportés dans la science, précisément en raison de leur grande valeur rationnelle.

Les signes affirmatifs et négatifs concourent tous

avec les autres procédés de l'esprit qui doivent être enchaînés hiérarchiquement et toujours se rattacher à l'idée supérieure. Alors même que le commandement de celle-ci ne paraît pas, il existe; car, nous le répétons, le mécanisme de la méthode est rivé à son esprit doctrinal, c'est-à-dire à ce qui la gouverne et la régit elle-même.

Entrons plus avant dans la science théorico-pratique:

Les plus grands cliniciens ont cherché à distinguer les états, à caractériser même toutes leurs formes variées, *Sauvages* par exemple. D'autres, de nos jours, tels que Valleix, ont poussé assez loin cette distinction comparative et nous ont enrichis de magnifiques résultats.

Qu'ont-ils fait, et comment ont-ils opéré? Ils ont cherché à établir des points fixes, des points centraux secondaires. Mais, distinguer, ce n'est pas isoler; ces points secondaires pouvant être reliés entre eux par leur rapport bien conservé avec l'unité principe.

La distinction des états pathologiques est donc un produit conséquent de la méthode analytique opérant dans l'ordre. Or, tout le monde sait le bon parti que l'on peut retirer, en pathologie et en thérapeutique, de la distinction bien faite, pourvu toutefois que l'on en use cliniquement, non selon la lettre, mais selon l'esprit.

Un médecin n'use de cette distinction que selon la lettre, lorsque son esprit ne saisit qu'une forme; qu'il oublie qu'un état particulier n'est souvent, lui-même, qu'un échantillon diversifié d'un état plus grand en-

core, plus spécial et plus caractérisé, par conséquent;
d'une figure plus nette, exprimant plus mathématiquement sa nature, c'est-à-dire sa génération exacte
de par le sujet agent sur le sujet patient. — Ainsi de
l'immense variété des états multiples qui appartiennent
à la grande famille rhumatismale, — l'unité rhumatismale, par extension, — mais non à l'*entité* rhumatismale; la maladie, comme le fait entendre M. Pidoux, s'éloignant plutôt de l'être qu'elle ne le grandit
et ne l'additionne. En effet, l'être physique, comme
l'être moral, ne se rapetisse-t-il pas momentanément dans le sens du *non être,* par la diminution
momentanée de ses puissances et de leurs attributs?

Lorsque la méthode s'est complétée, en quelque
sorte, dans ses procédés analytiques, elle rend plus
facile le travail d'*induction,* ce gradin plus élevé où
quelques hommes veulent se reposer, quoiqu'ils aient
la force de monter plus haut. Mais, en raison de leur
engouement trop absolu pour cette partie de la méthode que nous venons d'étudier, ils lui refusent son
abouchement logique avec ce que nous appellerons le
troisième degré, la *déduction;* abouchement qui est,
peut-être, l'acte *unitif* le plus difficile, vu qu'il doit
s'éclairer d'en haut et d'en bas.

Nous l'avons dit au commencement de ce travail,
l'induction et la déduction doivent se rencontrer, et
de cette rencontre doit sortir la clarté. C'est, du reste,
la copie de ce qui se passe, ou du moins de ce qui
devrait se passer ailleurs; c'est-à-dire l'éclairement
des choses tangibles par celles qui ne le sont pas, et
réciproquement.

C'est en procédant de la sorte que l'on peut arriver à une synthèse. Or, tous les hommes sérieusement scientifiques le savent bien, il n'y a point de science complète sans elle. Mais l'engouement analytique a été si fort, on se trouvait si heureux avec lui, qu'on n'en voulait pas sortir. On a voulu supposer que ceux qui tendaient à monter plus haut n'étaient que des rêveurs paresseux, négligeant volontiers les faits inférieurs parce qu'ils avaient eu la négligence de ne pas les étudier, et bien d'autres choses encore dont on serait en droit de demander la preuve. Mais, nous dira-t-on encore :

Pour que la déduction donne la main à l'induction ; pour qu'elle la réchauffe et la féconde, il faut qu'elle parte elle-même d'une richesse supérieure qu'il faut préciser. Rien de plus logique que cette exigence.

N'est-il pas reconnu de la part de tous les psychologues, même les plus idéalistes, que l'on se crée une lacune en se passant de l'homme physiologique, comme l'étude de ce dernier devient impossible sans les connaissances physico-chimiques ? Par cette scission entre deux entités unies, on juge mal l'homme unitaire. Tous sont d'accord sur ce point, aussi bien ceux qui ne veulent, pour l'étude de l'âme, que ce qui est en elle naturellement, que ceux qui, avec raison, veulent l'éclairer d'en haut et d'en bas. — Tous le veulent ainsi pour avoir, *sine qua non,* une idée nette de l'unité psychologique.

De même pour l'unité physiologique. Il est difficile de la comprendre parfaitement, et, par conséquent, de se l'incarner dans l'esprit, si l'esprit veut l'étudier solitaire. Les lois d'harmonie des êtres et des choses lui échappent lorsqu'il se place ainsi, parce que l'homme n'a pas trop du plan de toute la création pour se rendre un compte exact des entités, même sérieuses, qui la composent.

Jamais les grands mots, nous objectera-t-on, ne nous donneront la clef des mille détails si précieux et si indispensables à l'art de guérir. Les grands mots, sans doute ; mais les grandes idées, c'est-à-dire les grandes vérités, c'est tout autre chose. Une découverte est d'autant plus grande qu'elle surmonte davantage les faits et qu'elle se rapproche de l'idée. Voilà pourquoi, lorsqu'elle est faite, tout le monde se récrie sur sa *simplicité* qui est l'un des attributs essentiels de l'idée elle-même, qui est *simple* par sa grandeur et la puissance de sa clarté.

Personne, du reste, ne peut nier la puissance de l'*induction pure*. Elle suffit souvent dans beaucoup de choses. Seulement, nous croyons que souvent aussi l'esprit, qui ne croit qu'induire, reçoit, à son insu, quelque lumière déductive. Certaines découvertes, qui semblent ne partir que des faits et ne s'adresser qu'à eux en raison de leur cachet d'extériorité, pourraient bien, dans l'esprit de leur inventeur, avoir été singulièrement aidées par l'idée, ou du moins par une de ses conséquences.

En définitive, le travail complet de la méthode sur toutes les hauteurs n'empêche en rien la recherche assidue de la génération des faits les uns par les autres, et leur collection aussi nombreuse que possible. Ils sont indispensables comme base de la *médecine exacte*, et un *vitaliste-organicien* tend à ce résultat aussi bien qu'un autre. Armé, comme nous l'entendons, il peut même y tendre beaucoup mieux qu'un autre; car, sans le secours de la psychologie affective par exemple, on se prive, en clinique, de la génération et de la filiation d'une multitude de faits dont les causalités deviennent obscures.

Pour ne citer qu'un seul cas, nous n'avons presque jamais vu, à titre de cause efficiente, seule ou associée, la concentration affective manquer dans la production de l'hystérie et dans le réveil de ses accidents multiples.

FIN.

ERRATA.

A la page 47, 5ᵉ ligne du premier alinéa, au lieu de *Depuis la syncope de l'hémorrhagie*, etc., lisez : *Depuis le collapsus de l'hémorrhagie cérébrale.*

A la page 88, 4ᵉ ligne du 3ᵉ alinéa, ajoutez à la phrase *Tous ont passé par le froid plus ou moins saturé d'humidité,* ces mots *ou par des variantes brusques de température.*

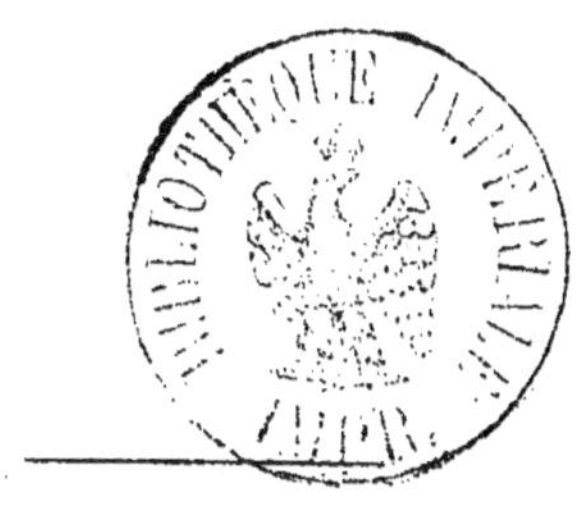

TABLE.

—

SUETTE MILIAIRE.

FIN DE LA TABLE.

DIJON. — IMPRIMERIE J.-E. RABUTOT.